阅读图文之美 / 优享健康生活

图解千金方

极简养生速查全书

吴剑坤　于雅婷　编著

江苏凤凰科学技术出版社 · 南京

图书在版编目（CIP）数据

图解千金方极简养生速查全书 / 吴剑坤，于雅婷编
著. — 南京：江苏凤凰科学技术出版社，2022.2（2022.8 重印）
ISBN 978-7-5713-2525-1

Ⅰ.①图… Ⅱ.①吴… ②于… Ⅲ.①《千金方》—
养生(中医)—图解 Ⅳ.①R289.342-64

中国版本图书馆 CIP 数据核字 (2021) 第 225592 号

图解千金方极简养生速查全书

编　　　著	吴剑坤　　于雅婷	
责 任 编 辑	汤景清	
责 任 校 对	仲　敏	
责 任 监 制	方　晨	

出 版 发 行	江苏凤凰科学技术出版社	
出版社地址	南京市湖南路 1 号 A 楼，邮编：210009	
出版社网址	http://www.pspress.cn	
印　　　刷	天津丰富彩艺印刷有限公司	

开　　　本	718mm × 1 000mm　　1/16	
印　　　张	14	
插　　　页	1	
字　　　数	300 000	
版　　　次	2022 年 2 月第 1 版	
印　　　次	2022 年 8 月第 2 次印刷	

标 准 书 号	ISBN 978-7-5713-2525-1	
定　　　价	45.00元	

图书如有印装质量问题，可随时向我社印务部调换。

看懂经典名方，乐享健康人生

全面建设小康社会的进程中，在创造、享受更好物质生活的同时，人们越来越意识到健康的重要性。尤其在经历 2020 年暴发的新型冠状病毒肺炎疫情之后，越来越多人意识到生命的脆弱，全民追求健康的意识空前高涨，健康已成为人们最关心的热点之一。小病不治，积大难医。当下的国情与时代正急切呼唤科学的健康理念。

日常生活中，谁能不生病？但我们又不可能稍微有点头痛、发热等症状就赶紧跑医院就诊，因此，为了普及、推广中医"治未病"的核心理念和中医养生知识，让人们在现实生活中感受中医简、便、验、廉的防治方法的独特魅力，引领人们掌握中医"治未病"预防保健医学的新方向，我们问教于唐代医药家、被后世尊为"药王"的孙思邈吧，通过他的医学名著《千金方》向其"问诊"。

《千金方》被誉为中国历史上最早的临床医学百科全书，集唐代以前诊治经验之大成，对后世影响极大。它汇集医疗方剂 5300 余种，包括临床内科、传染病、外科、妇产科、小儿科、五官科等各种病症。书中首篇所列的《大医习业》《大医精诚》，是中医学伦理学的基础；其妇、儿科专卷的论述，奠定了宋代妇、儿科独立的基础；其治内科病提倡以五脏六腑为纲，以寒热虚实为目，与现代医学按系统分类的方法有相似之处；书中还将飞尸鬼疰（类似肺结核病）归入肺脏证治，提出霍乱因饮食而起，以及对附骨疽（骨关节结核）好发部位的描述、对消渴（糖尿病）与痈疽关系的记载，均显示出相当高的认识水平；对针灸孔穴主治的论述，为针灸治疗的开展提供了科学依据。

本书是在《千金方》的理论基础上，由权威中医专家针对现代生活中人们普遍关心的健康问题编写而成的一本真正的居家生活、养生保健指导书；它以图鉴的形式，全方位地梳理、解读了当代人群易发的上百种疾病及 400 种经典名方，对症处方，每一种方剂分量的精确数字化把握，并对每一种处方附有秘制的食疗方法、功效与主治进行详细解说，可操作性极强；书中完美展示了数百幅中药本草图片，加上阅读导航，便于读者对文字描述部分的理解与掌握，真正懂得中医养生保健的意义。

阅读导航

我们在此特别设置了阅读导航这一单元，对本书各个部分的功能、特点等逐一说明，相信可以大大地提高读者的阅读效率。

治疗病症

对症药方一目了然，对症名称通俗易懂，查找也十分方便。

产后心腹痛方
治疗产后心腹痛

产后心腹痛多与气血瘀阻有关，本篇主要介绍可缓解产后心痛、腹痛的方剂。

当归汤

治疗妇女寒疝，症见腹中拘急疼痛，恶寒肢冷，出冷汗，甚至手足麻木、遍体疼痛、虚劳不足，类似产后腹绞痛。

当归、芍药各二两，羊肉一斤，生姜五两。

以上四味药切细，用八升水煮熟羊肉，用羊肉汁煎药取药，汁三升，进服七合，每日三次。

芍药汤

治疗产后小腹疼痛难忍。

芍药六两，甘草二两，胶饴八两，桂心、生姜各三两，大枣十二枚。

以上除胶饴外的五味药研细，加七升水煮取四升汁水，去渣后放进胶饴并让其烊化，一日分三次服。

药膳详解

对药方的功效、构成、用量等事项都进行了详细的说明。

蜀椒汤

治疗过度寒冷导致的产后心痛。

蜀椒二合，甘草、桂心、当归、半夏、人参、

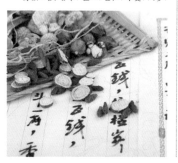

茯苓各二两，白蜜一升，芍药一两，生姜汁五合。

以上除白蜜、生姜汁外的八味药研细，先加九升水煮蜀椒，煮沸后放入除白蜜、生姜汁外的其余七味药，取药汁两升半，去渣，然后倒入生姜汁和白蜜煎取三升。禁吃冷食，一次服五合，后渐渐加至六合。

吴茱萸汤

治疗妇女先有寒冷，呕吐或饭量小、心腹刺痛、胸中满痛、发肿、发冷或下痢、呼吸软弱绵绝，产后更加严重等。

吴茱萸二两，生地黄十八铢，防风、甘草、细辛、干姜、桔梗、当归各十二铢。

将以上八味药研细，加四升水煮取一升半药汁，去渣后，分两次服。

蒲黄汤

治疗产后杂病，如头痛、胸中少气、余血未尽、腹痛以及腹中极度胀满。

蒲黄五两，芒硝、川芎、桂心各一两，生姜、生地黄各五两，桃仁二十枚，大枣十五枚。

将除芒硝外的七味药研细，加九升水煮取两升半水，去渣再放入芒硝。一日分三次服用，效果良好。

内补川芎汤

治疗妇女产后虚弱、腹中绞痛、崩伤过多、身体虚竭。

川芎、生地黄各四两，甘草、干姜各三两，桂心二两，芍药五两，大枣四十枚。

将七味药切细，加一斗两升水煮取三升药汁，去渣后，一日分三次服用，不愈可再服一二剂。如果体内有寒、有微泻，再加附子三两。

吴茱萸汤

功效与主治

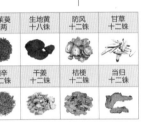

吴茱萸 二两	生地黄 十八铢	防风 十二铢	甘草 十二铢
细辛 十二铢	干姜 十二铢	桔梗 十二铢	当归 十二铢

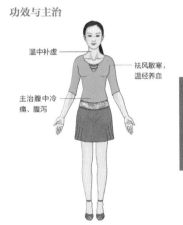

温中补虚

祛风散寒，温经养血

主治腹中冷痛、腹泻

妇幼疾病

服方法：将以上八味药研细，加四升水，煮取一升半药汁，去渣后，分两次服。

药禁忌：本方偏辛热，阴虚有热者应遵医嘱服。

代应用：本方有明显镇痛作用，对胃溃疡所致的胃痛具有明显疗效。

吴茱萸

吴茱萸歌诀

吴萸辛热，能调疝气，
脐腹寒疼，酸水能治。

性味与归经：性热，味辛、苦；归肝、脾、胃、肾经。

功效与主治：散寒止痛，降逆止呕。本品辛散苦泄，擅长散寒止痛，对于胃寒所致的疼痛、呕吐具有疗效。

建议用量：1.5～4.5克。

77

5

目录

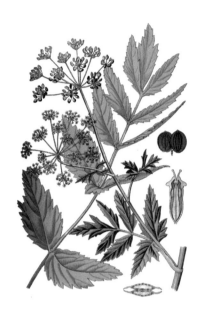

第一章
基本概述

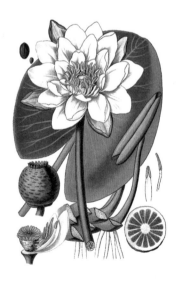

第二章
妇幼疾病

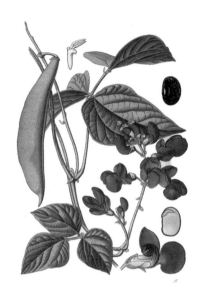

第三章
七窍病

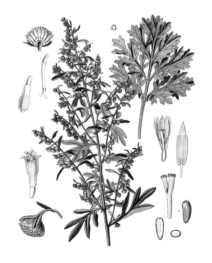

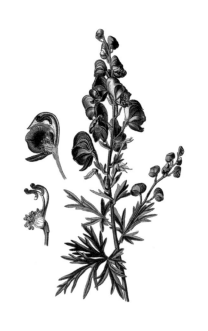

第四章
伤寒病

第五章
肝胆、脾胃、心肺疾病

一、肝胆疾病

二、脾胃疾病

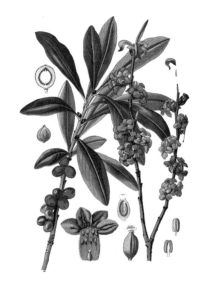

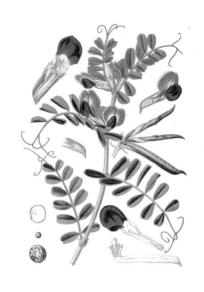

三、心肺疾病

第六章
大小肠病及痔漏

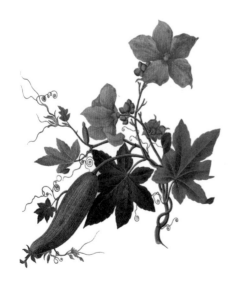

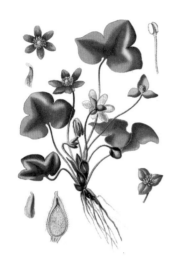

第七章
肾、膀胱、尿道疾病

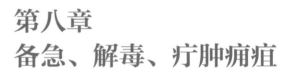

第八章
备急、解毒、疗肿痈疽

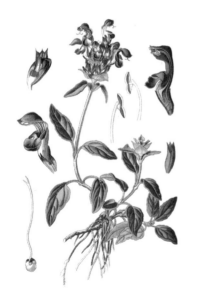

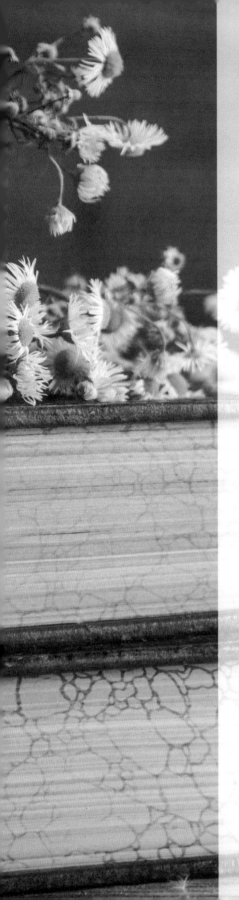

第一章
基本概述

《千金方》作为中国最早的临床医学百科，集唐代以前诊治经验之大成。本章是孙思邈对于医生医德、养生治病经验的概述。书中讲到了成为医者的必备条件，以及服药、煎药和藏药的注意要点，对后世从医者影响极大。

百岁老人孙思邈

孙思邈出生于西魏时代。民间对于他的寿命有多种不同的传言，有 101 岁、120 岁、131 岁之说，甚至还有 168 岁的传言。虽然对于他的寿命目前仍没有定论，但是后世各学派学者研究后普遍认为，孙思邈的寿命不会少于 100 岁。

作为唐代著名的道士、医药学家，孙思邈从小就有着与众不同的经历。他年幼时身体健康状况欠佳，但敏而好学，7 岁时就能"日诵千言"，背诵上千字的文章；20 岁就能对老子和庄子的学说侃侃而谈，并精通佛教各经典著作，因此被乡邻长辈们称为"圣童"。

从小就被大家视作不平常人物的孙思邈，成年后并没有循规蹈矩地读书、考学、走上仕途。隋文帝请他当国子博士，他却以生病为由而推辞掉了，自己过着简单质朴的生活。唐太宗即位之后，邀请孙思邈进宫。见到 50 多岁的他，容颜及神态竟如同少年一般，唐太宗十分感慨，并想要授予他爵位，但仍被孙思邈拒绝了。唐高宗继位后，又邀他当谏议大夫，也没有得到孙思邈的应允。

很多人对孙思邈屡屡拒绝各代帝王封爵的行动心存疑问，其实只是孙思邈认为走仕途、做高官太过世俗，自己过着深居简出的行医生活很是惬意，不仅能救人性命于危难之中，还可以自在地生活。

据传孙思邈擅长阴阳、推步，妙解数术。他常年隐于山林，亲自采制药物，为人治病。他搜集民间验方、秘方，总结临床经验及前代医学理论，为后世医学和药物学的发展作出了重要贡献。其中《千金方》是我国历史上最早的临床医学百科全书，此书可谓吸收百家之长，保留了民间最常见、最具代表性的医道精华，其中的很多诊疗经验，在当今仍起着指导作用，有极高的学术价值，确实是价值千金的中医瑰宝。

名医孙思邈

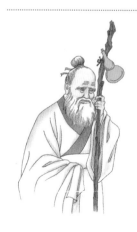

孙思邈（？— 682 年），汉族，唐朝京兆华原（今陕西铜川市耀州区）人。他不仅是著名的医药师，也是道士，是中国乃至世界著名的医学家和药物学家，被誉为"药王"。其一生著作 80 余部，除了《千金方》《千金翼方》外，还有《老子注》《庄子注》《枕中素书》1 卷、《会三教论》1 卷、《福禄论》3 卷等。

中国最早的临床医学巨著

《千金方》作为中国历史上最早的临床医学百科书籍，集唐代以前诊治经验之大成，对后世医家影响极大。孙思邈认为生命的价值贵于千金，而一个处方能救人于危殆，价值更应与此相当，因而用"千金方"作为书名。

《千金方》汲取《黄帝内经》关于脏腑的学说，第一次完整地提出了以脏腑寒、热、虚、实为中心的杂病分类辨治法；在整理和研究张仲景的《伤寒论》后，将伤寒归为十二论，提出伤寒禁忌十五条，颇受后世伤寒学家所重视。在撰写过程中，他还搜集了东汉至唐代以前的许多医论、医方以及用药、针灸等经验，兼及服饵、食疗、导引、按摩等养生方法。

这本书共计三十卷，首卷为医学总论和草药常识、制药等；卷二至卷四为妇科病诊疗法；卷五是儿科病；卷六为七窍病；卷七至卷十介绍了治疗脚气、诸风、伤寒的药方及民间验方；卷十一至卷二十则是按照人体脏腑顺序排列，对相应脏腑的内科杂病进行介绍；卷二十一介绍消渴、淋闭等症；卷二十二为疗肿痈疽；卷二十三为痔漏；卷二十四为解毒并杂治；卷二十五为备急诸术，即某些急病的抢救方法，如毒蛇咬伤、殴打伤、火疮伤等；卷二十六至卷二十七为食治及养性；卷二十八为平脉；卷二十九至卷三十为传统中医治疗术——针灸孔穴。原著总计二百三十三门，其分类已接近现代临床医学的分类方法，而合方论也有5300种之多。

书中所载的这些医论和医方，系统地总结了《黄帝内经》以后的医学成就，其中不仅有孙思邈本人的治病心得、从医经验等，还采撷众家之所长，将各种卓越的医疗方法统统收入其中，是一部极具科学和研究价值的医学著作。

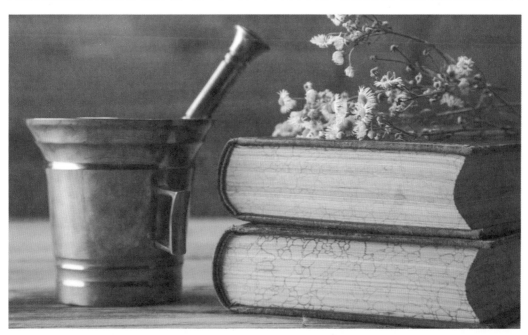

《千金方》计量单位及换算

　　《千金方》载有方剂 5300 余种，内容涉及内科、外科、骨科、妇产科、小儿科、五官科、传染病科等各科病症，为后世留下了丰富的医学财富。但囿于古籍的限制，书中方剂的计量单位想必会给现代人带来一定的困扰，如在阅读药材用量时，经常会见到诸如"升""斗""斛""合"等古代度量衡单位名称，现代读者很难把握其真正用量。为了便于读者准确把握，现就我国古今单位对照情况予以说明。

　　我国计量制度的形成是一个逐步发展的过程。早在春秋战国时期，各诸侯国都有了各自的度量衡体系。秦始皇统一六国后，颁布了统一的度量衡诏书，度量衡制度初步形成。此后，随着社会生产力的提高和商品社会的发展，历朝历代在承袭前制的基础上，制定出了适合当时社会生产发展的度量衡制度，由此诞生了我国古代计量单位制的独特体系。

　　《千金方》成书于唐代。关于唐代的度量衡制度，《唐六典·尚书户部》中有这样一段话："凡度，以北方秬黍中者，一黍之广为分，十分为寸，十寸为尺，一尺二寸为大尺，十尺为丈。凡量，以秬黍中者，容一千二百黍为龠，二龠为合，十合为升，十升为斗，三斗为大斗，十斗为斛。凡权衡，以秬黍中者，百黍之重为铢，二十四铢为两，三两为大两，十六两为斤。凡积秬黍为度量权衡，调钟律，测晷影，合汤及冠冕之制用之；内外官悉用大者。"即确定了以累黍定度量衡之标准。

　　具体标准如下：

度制

　　度是计算长度的单位，常见名称如分、寸、尺、丈等，为十进制。唐代度制如下：

　　1 丈 =10 尺，1 尺 =10 寸，1 寸 =10 分

　　与当代公制换算关系如下：

　　小尺：1 丈 =300 厘米，1 尺 =30 厘米，1寸 =3 厘米，1 分 =0.3 厘米

　　大尺：1 丈 =360 厘米，1 尺 =36 厘米，1寸 =3.6 厘米，1 分 =0.36 厘米

量制

　　量是计算容积的单位，常见名称如合、升、斗、斛等，为十进制。唐代量制如下：

　　1 斛 =10 斗，1 斗 =10 升，1 升 =10 合

　　与当代公制换算关系如下：

　　大斛：1 斛 =60000 毫升，1 斗 =6000 毫升，1 升 =600 毫升，1 合 =60 毫升

　　小斛：1 斛 =20000 毫升，1 斗 =2000 毫升，1 升 =200 毫升，1 合 =20 毫升

衡制

　　衡是计算重量的单位，常见名称如分、钱、两、斤、钧、石等。唐代衡制如下：

　　1 石 =4 钧，1 钧 =30 斤，1 斤 =16 两，1两 =10 钱，1 钱 =10 分

　　与当代公制换算关系如下：

　　1 石 =79320 克，1 钧 =19830 克，1斤 =661 克，1 两 =41.3 克，1 钱 =4.13 克，1 分 =0.41 克

　　阅读本书时，将唐代计量单位与当代计量单位换算即可。

　　如 118 页麻黄汤的方剂：

　　麻黄三两，甘草、桂心各一两，杏仁七十枚。将以上四味药分别切细，用九升水来熬麻黄，熬到七升时去沫，加入其他药，合熬取汤液两

升半，去渣即成，每次服八合后盖上被子捂汗。

按照当代度量衡单位，应这样计量：

麻黄123.9克，甘草、桂心各41.3克，杏仁70枚。分别将以上四味药切细，用1800毫升水来熬麻黄，熬到1400毫升时去沫，加入其他药，合熬取汤液500毫升，去渣即成，每次服160毫升后盖上被子捂汗。

唐代度量衡的名称除了以上常见单位之外，在唐代早期，还沿袭了一些前朝常用的单位，如衡制的"铢"，1两=24铢。

如58页白薇丸的方剂：

白薇、防风、人参、细辛、秦椒、白蔹、牛膝、秦艽、桂心、沙参、芍药、五味子、白僵蚕、牡丹、蛴螬各一两，柏子仁、干姜、干漆、卷柏、附子、川芎各二十铢，紫石英、桃仁各一两半，生地黄、钟乳、白石英各二两，鼠妇半两，水蛭、虻虫各十五枚，吴茱萸十八铢，麻布叩巾复头一尺，烧。

按照当代度量衡单位，应这样计量：

白薇、防风、人参、细辛、秦椒、白蔹、牛膝、秦艽、桂心、沙参、芍药、五味子、白僵蚕、牡丹、蛴螬各41.3克，柏子仁、干姜、干漆、卷柏、附子、川芎各34克，紫石英、桃仁各61.95克，生地黄、钟乳、白石英各82.6克，鼠妇20.65克，水蛭、虻虫各15枚，吴茱萸31克，麻布叩巾复头30厘米，烧。

《千金方》中方剂众多，读者在使用本书时，便可以参照唐代度量衡制度，对方剂中各药材及水的用量有一个精准的把握，从而提高阅读效率，对症使用。

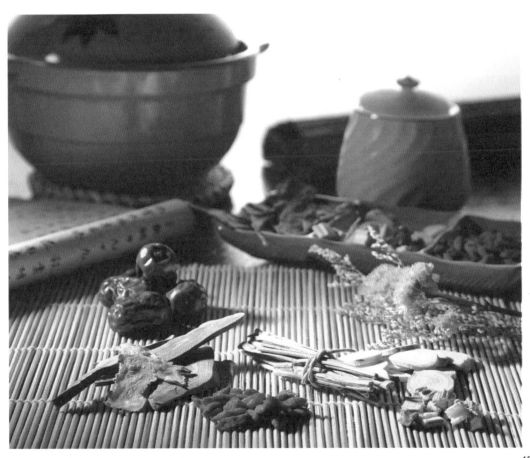

中药方剂的发展历程

方剂中的"方"指医方;"剂",古作齐,指调剂。顾名思义,方剂就是治病的药方。我国古代很早已使用单味药物治疗疾病。在漫长的医疗实践过程中,人们才逐渐地将几种药物搭配起来使用,即是最早的方剂。

方剂一般由君药、臣药、佐药、使药四部分组成。时至今日,现代科学技术在方剂的临床应用、实验研究和剂型研制等方面,均提供了有利的条件。在临床应用方面,根据现代人的体质特点,还将中药制剂广泛用于常见病的治疗中。

查阅我国现存最早的一部汉医方书《五十二病方》,书中载有最简单的医方283种。《黄帝内经》虽然只有13种方剂,但对中医方剂的组成结构、药物的配伍规律以及服药宜忌等都有了初步的概念。先秦时期的《黄帝内经》是最早阐述方剂组成原则及分类的经典医书。战国时期的《神农本草经》是现存最早的药物学专著,已有关于如何选择剂型的理论。东汉时期张仲景的《伤寒杂病论》被后世

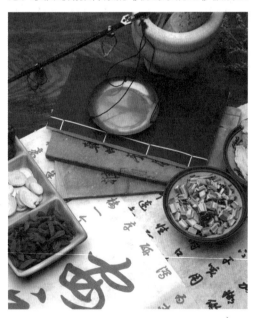

尊为"方书之祖",载方113种,书中记载了14种传统剂型,包括汤剂、滴耳剂、灌鼻剂、吹鼻剂、灌肠剂、软膏剂、丸剂、散剂、洗剂、栓剂、酒剂、醋剂、浴剂和熏剂。

从魏晋南北朝到隋唐时期出现了大量的方书,但是很多都无从考证。到了唐代,孙思邈所著《千金方》,载方5300多种,汇集了汉代至唐代名家医方,是研究唐以前方剂学的宝贵资料。

宋元时期古方盛行,但金元时期各个医家提倡不泥古方,主张临证拟方,出现了与经方对峙的时期。宋代出现了由政府组织医者编写的《太平圣惠方》,一共载方16834种,是第一部由朝廷颁发的药典。宋代的《圣济总录》是继《太平圣惠方》之后方剂文献的又一次总结,收方超过20000种。金代成无己著的《伤寒明理药方论》,是第一部剖析方剂理论的专著。

明清时期也出现了很多方书。明代朱橚组织医家编著的《普济方》,是我国历史上载方最多的一部方书,载方61739种。清代出现的最有影响力的方书就是汪昂的《汤头歌诀》,它按方剂功效分类,实用性强,便于阅读和记忆。现代医学传入中国后,中医学界出现了中西汇通的新思潮,如张锡纯著的《医学衷中参西录》。

新中国成立后,政府组织人员对古代方书和民间秘方、验方进行了搜集和整理,并将中医和现代医学相结合,在古方新用和创制新方方面都有较大发展。

方剂煎煮中的学问

煎药给药法在我国已有 2000 多年的历史。汤剂是中医临床上应用最早、最广泛的剂型。煎药的目的，是把药物里的有效成分，经过物理、化学作用（如溶解、扩散、渗透等），转入到汤液里去。一般说来，在煎药时需要注意下面几个问题。

煎药器具

中药汤剂的质量与选用的煎药器具有密切的关系。现在仍是以砂锅为好，因为砂锅的材质稳定，不会与药物成分发生化学反应。此外，也可选用搪瓷锅、不锈钢锅和玻璃容器。

水

现在大都是用自来水、井水、泉水来熬药，只要水质洁净即可。自来水只要符合国家规定的饮用标准就可以了，如果考虑到残余氯的问题，将自来水倒进容器内放置数小时再用来煎药，即可明显减少残余氯的含量。

温度

温度是煎药时使中药有效成分析出的重要因素。最好是在煎药前，先用冷水将中草药浸泡 15 分钟，用大火烧开，再用小火煎药，这样不会破坏药性，水分也不会很快干。

时间

因药性不同而长短不一，一般以 30 分钟左右为宜。但发汗药、挥发性药只要 20 分钟就够了。

次数

中药汤剂，每剂一般需煎 2 次。头汁的加水量以盖过药面为宜；二汁的加水量可适当减少一些。对一些较难煎出有效成分的药材则需煎 3 次。

服药方法

中药服用方法是否正确，直接影响着药物的治疗效果，因此服用中药应当注意以下几个方面的事项：一是要按照不同的剂型选择不同的服药时间；二是服药次数要遵循医嘱；三是服药冷热要讲究。

以上列举的只是一般情况下的注意事项，平时在看诊取药之后还应询问医生，按照医嘱煎药服用，不要因为煎药不慎或者服药时间不当而影响疗效。

煎煮中药图解

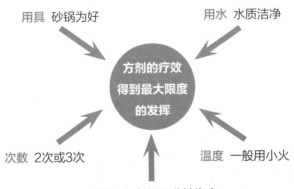

用具 砂锅为好　　用水 水质洁净

方剂的疗效得到最大限度的发挥

次数 2次或3次　　温度 一般用小火

时间 大多以30分钟为宜

君、臣、佐、使

药方组方原则最早源于《黄帝内经》。《素问·至真要大论》记载："主病之谓君，佐君之谓臣，应臣之谓使。"元代李杲在《脾胃论》中再次申明："君药分量最多，臣药次之，使药又次之。不可令臣过于君，君臣有序，相与宣摄，则可以御邪除病矣。"药中有君、臣、佐、使，彼此相互配合、相互制约。一般的配置是君药一味、臣药两味、佐药三味、使药五味，也可以是君药一味、臣药三味、佐使药九味。

药材有上、中、下三品共计三百六十五种，法三百六十五度，一度应一日，以成一年。把此数翻倍，合七百三十种。上药一百二十种为君，主养命以顺应上天，无毒，长期服用不伤人。想要轻身益气、延年益寿者以上经为本。中药一百二十种为臣，主养性以顺应人事，有的无毒，有的有毒，须斟酌服用。想要遏病、滋补者，虚弱者以中经为本。下药一百二十五种，为佐、使，主治病以顺应土地，大多有毒，不能长期服用。想要除寒热邪气、破积聚、疗病者以下经为本。

药有阴阳相配、母子兄弟，有根、茎、花、实、苗、皮、骨、肉。不同药物之间的药性不同，有单行的、相须的、相使的、相畏的、相恶的、相反的、相杀的。对这七种情形，要从药性方面来观察。要用药性相须、相使的，不要用药性相恶、相反的。如果药物有毒但能相互制约，可以用相畏、相杀的，否则不能合用。

药物有酸、咸、甘、苦、辛五味，还有寒、热、温、凉四气以及有毒、无毒之分。药物阴干、曝干，采收、炮制的时间，生熟，出于何种土壤，药物的真、伪、陈、新，都各有讲究。药性有适宜制丸的，有适宜制散的，有适宜用水煎煮的，有适宜用酒浸泡的。凡此种种，都要顺从药性，不能违反或逾越。

李时珍说，药有"七情"，即独行的，指的是单方，不需辅药；相须的，指药物药性相同，配合使用，不可分离，如人参、甘草、知母等；相使的，指主药的佐使；相恶的，指药物夺取彼此药效；相畏的，指药物彼此制约；相反的，指药物不相合；相杀的，指药物制约彼此的毒性。

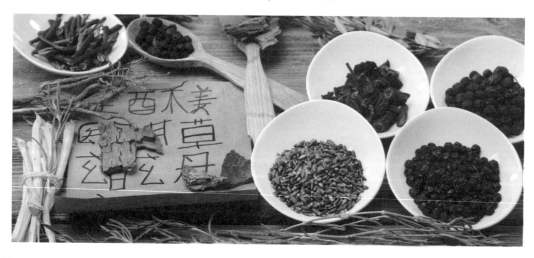

药方组方原则

中药配伍 "七情" 图

中药配伍中的 "七情"，其变化关系可以概括为三项：相须、相使同用的，是用药的 "帝道"；相畏、相杀同用的，是用药的 "王道"；相恶、相反同用的，是用药的 "霸道"。

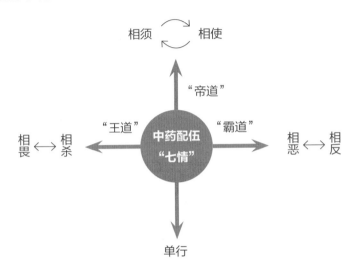

药味三品图

药中有上、中、下三品，分别对应君、臣、佐使，药物的功用各有所长，也各有所偏，通过合理的配伍，增强或改变其原有的功用，调其偏性，制其毒性，减缓或消除其对人体的不利因素，三品相互配合、制约，以使药品发挥最大功效。

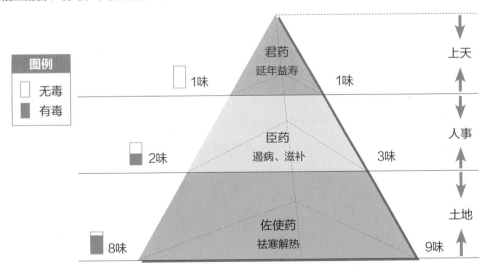

19

中药方剂的八种疗法

运用中药方剂的时候，首先要考虑它的用途与用法。在不断地总结与改良过程中，古代医者发明了汗法、吐法、下法、和法、温法、清法、消法、补法，共计八种治疗方法。

一、汗法

也叫解表法，是通过药物使人体发汗，达到开泄腠理、将邪气排出体外的目的。本方法主要用于外感热病初期，对于麻疹、水肿、痹证亦有治疗作用，具有发汗解表、消痈散结、解肌透疹的作用。

二、吐法

是一种通过催吐药或其他能够引起呕吐的刺激，使积聚在身体内的痰饮宿食或者毒物排出体外的方法。这种疗法适用于各种紧急的病症，比如痰液阻塞喉咙，影响呼吸；食物中毒所致的脘腹胀痛、恶心头晕等。

三、下法

顾名思义，就是通过泻下通便的方法，使蓄积在体内的宿食、燥屎、淤血等有形实邪排出体外。下法主要是为里实证所设的，因病邪有积滞、水饮和淤血等不同，病性又有寒、热的差异，人体有强、弱之别，病势有急、缓之分，所以下法也有寒下、温下、润下、逐痰、逐水、逐瘀以及攻补兼施的区别。

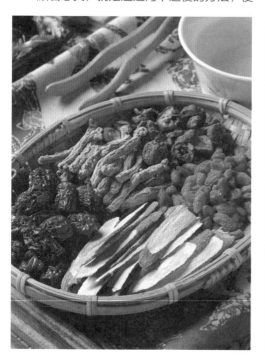

四、和法

是通过缓解和调和的作用，对脏腑功能进行调整的一种治疗方法。这种方法的最大特点就是作用缓和，应用范围较广，适应证也较为复杂。其代表方剂有小柴胡汤、逍遥散、半夏泻心汤等。

五、温法

是通过温里、祛寒、回阳、通脉等方法，消除脏腑经络中的寒邪的一种治疗方法。温法主要有温中散寒、回阳救逆和温经散寒三类。

六、清法

通过清泄气分、透营转气以及凉血散血、清火解毒等作用，以清除体内温热的火毒邪气。清法根据病症与患者体质的不同，可以分为：清热泻火、清营凉血、清热解毒、清脏腑热、清热祛暑、清虚热等多种具体治疗方法。

七、补法

滋养补益人体的气血、阴阳，或增强脏腑功能，主治因气、血、阴、阳不足或脏腑虚弱所致的虚证。

八、消法

是通过消食导滞、消坚散结等作用，来清除体内气、血、痰、水、虫等久积而成的病症。消法的代表方剂有二陈汤、五味消毒饮等。

方剂中八种疗法的代表药材

药材用法	典型中药	性味归经	功效主治
汗法	生姜	性温，味辛 归脾、胃、肺经	具有发汗解表、温中止呕、温肺止咳的功效，对脾胃虚寒、食欲减退有疗效
吐法	藜芦	性寒，味辛、苦 归肝、肺、胃经	具有利尿通淋、清热解毒之功效，常用于治疗产后血虚发热、血淋、热淋之症
下法	巴豆	性热，味辛，有大毒 归胃、大肠经	具有攻坚消积、清热泻火、化瘀解毒之功效，是最常用的泻下通便药物
和法	甘草	性平，味甘 归心、脾、肺、胃经	甘草具有调和药性以及缓和药性的作用，常用于和法中。现代医学认为，甘草能够解痉止痛、解毒、化痰
温法	吴茱萸	性热，味辛、苦，有小毒 归肝、脾、胃、肾经	属于温里药，主要用于温法中，具有回阳救逆、散寒通脉的作用，主治心冷腹痛、风寒湿痹等症
清法	黄芩	性寒，味苦 归肺、胆、脾、大肠、小肠经	属于清热药，擅长清肺热、治消渴。现代医学研究发现，黄芩还有很好的降血糖作用
补法	人参	性平，味甘、微苦 归脾、肺经	具有大补元气、生津止渴、健脾益肺之功效，是最具代表性的补益药材之一，为身体虚弱人群的首选中药
消法	红花	性寒，味苦、辛 归心、肝经	有利尿消肿、活血调经的作用，主要用于治疗女性月经不调、痛经以及闭经之症

常用中药单品图鉴

拉丁学名：Ginseng ｜ 别名：黄参、棒槌、血参、人衔、鬼盖、神草

人参

属桔梗科，补虚益气药

人参，多年生草本植物，喜阴凉、湿润的气候，多生长于昼夜温差小，海拔500～1100米的山地缓坡，或斜坡地的针阔混交林或杂木林中。由于根部肥大，形若纺锤，常有分叉，全貌颇似人的头、手、足和四肢，故名。人参被人们称为"百草之王"，是闻名遐迩的"东北三宝"（人参、貂皮、鹿茸）之一，亦是驰名中外、老幼皆知的名贵药材。

产期

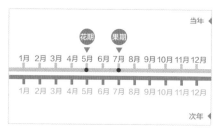

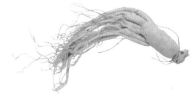

形态特征：主根肥大、肉质呈圆柱形或纺锤形，表皮为黄白色。

功效：大补元气，宁神益智，益气生津，补虚扶正，延年益寿。

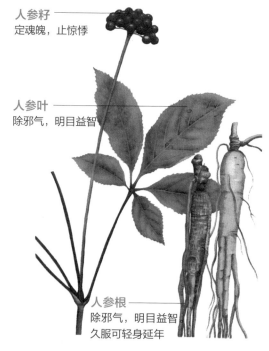

人参籽 — 定魂魄，止惊悸

人参叶 — 除邪气，明目益智

人参根 — 除邪气，明目益智 久服可轻身延年

药膳推荐

人参蜂蜜粥

滋阴润燥　润肠通便

【药材】人参3克。

【食材】蜂蜜50毫升，生姜、韭菜各5克，蓬莱米100克。

【制作】

1. 人参用清水浸泡；生姜切片；韭菜洗净切末。
2. 将人参和泡参水，与蓬莱米一起放入砂锅中。
3. 待粥将熟的时候放入蜂蜜、生姜、韭菜末调匀，再煮片刻即可。

人参小验方

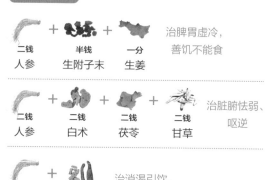

二钱 人参 ＋ 半钱 生附子末 ＋ 一分 生姜　治脾胃虚冷，善饥不能食

二钱 人参 ＋ 二钱 白术 ＋ 二钱 茯苓 ＋ 二钱 甘草　治脏腑怯弱、呕逆

二钱 人参 ＋ 二钱 瓜蒌根　治消渴引饮、无度饮食

黄芪

属豆科，补气升阳药

黄芪为豆科草本植物，是国家三级保护植物，其根入药已有 2000 多年的历史。现代医学研究表明，黄芪中含有多糖、多种氨基酸、叶酸及硒、锌、铜等多种微量元素，有增强机体免疫功能、保肝、利尿、抗衰老、抗应激、降压和较广泛的抗菌作用。

产期

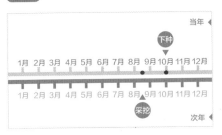

| | 1月 | 2月 | 3月 | 4月 | 5月 | 6月 | 7月 | 8月 | 9月 | 10月 | 11月 | 12月 | 当年 |
下种 ▼

| | 1月 | 2月 | 3月 | 4月 | 5月 | 6月 | 7月 | 8月 | 9月 | 10月 | 11月 | 12月 | 次年 |
采挖

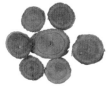

形态特征： 根呈圆柱形，有的有分枝，上端较粗，略扭曲，表面淡棕黄色至淡棕褐色，有不规则的纵皱纹及横长皮孔，栓皮易剥落而露出黄白色皮部，有的可见网状纤维束。

功效： 补气升阳，益卫固表，利水消肿，托疮生肌。

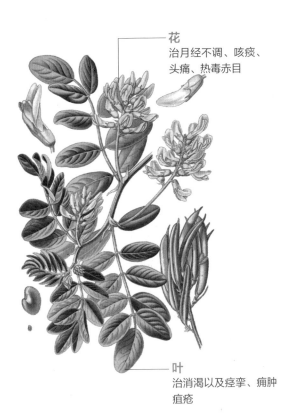

花
治月经不调、咳痰、头痛、热毒赤目

叶
治消渴以及痉挛、痈肿疽疮

药膳推荐

黄芪牛肉汤

益气强身　养肝明目

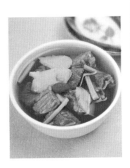

【药材】黄芪3钱。
【食材】牛肉600克，枸杞子5克，香菜50克，盐3克。
【制作】
1. 牛肉洗净切块，焯水后捞出；枸杞子洗净泡发；香菜择去叶，洗净后切段。
2. 锅置火上，放入牛肉、黄芪、枸杞子和适量清水，大火煮沸后转小火煮1个小时，撒上香菜段，加盐调味即可。

黄芪小验方

半两
盐炒黄芪
＋
一两
茯苓
治气虚所致的小便混浊

二两
黄芪
＋
一两
木兰
治酒后黄疸

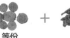

等份
黄芪
＋
等份
黄连
主治肠风、泻血

桔梗

属桔梗科，清热化痰药

　　桔梗是开暗蓝色或蓝白色花的草本植物，根可以入药，且因结实而梗直，故名桔梗。相传桔梗的名字来自朝鲜，是一位姑娘的名字。当时姑娘被地主抢走以抵债，她的恋人一怒之下砍死了地主，随即被捕入狱。姑娘悲痛而死，第二年开春，姑娘的坟前开出了紫色的小花，人们就称其为桔梗花。

产期

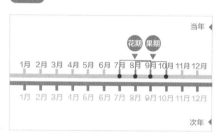

花
治口舌生疮、目赤肿痛

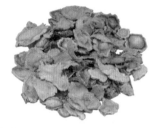

形态特征：根长，呈纺锤形，长6～20厘米，表面淡黄白色，有扭转纵沟及横长皮孔斑痕。

功效：宣肺，利咽，祛痰，排脓。

叶
利五脏、肠胃，补血气，除寒热风痹

药膳推荐

桔梗蜂蜜茶

润肺利咽　宣肺平喘

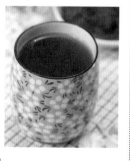

【药材】桔梗10克。
【食材】蜂蜜10毫升。
【制作】
1. 将桔梗择净，放入茶杯中。
2. 纳入蜂蜜，冲入温水适量，浸泡5～10分钟即可饮服，每日1剂。

桔梗小验方

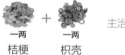

一两 桔梗　＋　一两 枳壳　　主治胸满腹胀

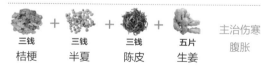

三钱 桔梗　＋　三钱 半夏　＋　三钱 陈皮　＋　五片 生姜　　主治伤寒腹胀

等份 桔梗　＋　等份 薏苡仁　　主治牙齿疼痛

菊花

属菊科，发散风热药

李时珍曾说："按陆佃《埤雅》云：'菊，本作蘜，从鞠。鞠，穷也。'《月令》：九月，'菊花开黄花'。"因为花开到此时就穷尽了，所以称其为蘜。节华之名，也是取其与节候相应。崔实的《月令》上说，女节、女华是菊花的名称。

基本概述

产期

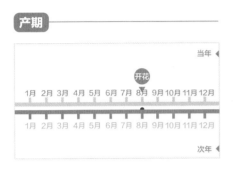

| 当年 |
| 1月 2月 3月 4月 5月 6月 7月 8月 9月 10月 11月 12月 |
| 开花 |
| 1月 2月 3月 4月 5月 6月 7月 8月 9月 10月 11月 12月 |
| 次年 |

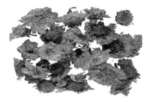

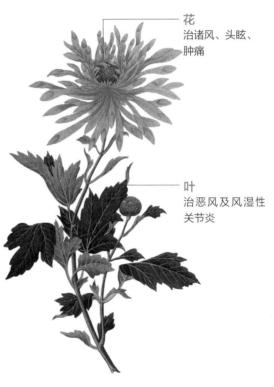

花
治诸风、头眩、肿痛

叶
治恶风及风湿性关节炎

形态特征：多年生草本植物。茎色嫩绿或褐色，多为直立分枝，基部半木质化。单叶互生，卵圆至长圆形，边缘有缺刻及锯齿。头状花序顶生或腋生，一朵或数朵簇生。

功效：疏风散热，养肝明目，清热解毒。

药膳推荐

银花白菊饮

清肝明目　清热解毒

【药材】金银花、白菊花各10克。
【食材】冰糖适量。
【制作】
1. 金银花、白菊花洗净、沥干水分，备用。
2. 将砂锅洗净，倒入清水1000毫升。用大火煮开，倒入金银花和白菊花再次煮开。
3. 待花香四溢时，加入冰糖。待冰糖完全溶化后，拌匀即可饮用。

菊花小验方

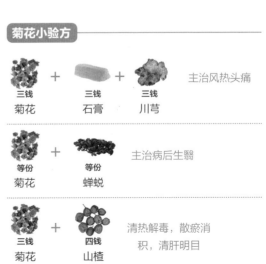

三钱菊花 ＋ 三钱石膏 ＋ 三钱川芎　主治风热头痛

等份菊花 ＋ 等份蝉蜕　主治病后生翳

三钱菊花 ＋ 四钱山楂　清热解毒，散瘀消积，清肝明目

25

当归

属伞形科，补血活血药

据说在西周时，一个新婚的青年男子上山采药，他对妻子说三年后会回来，其妻等了他三年，也不见回来，最后得了气血亏损的妇女病，不得不改嫁。谁知后来男子回来了，妻子说："三年当归你不归，我已改嫁。"男子后悔不已，但仍用自己采回的药治好了妻子的病，并将此药命名为"当归"，以吸取自己"当归不归"的教训。

产期

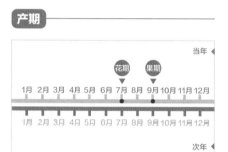

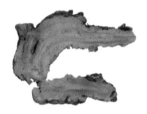

形态特征：茎带紫色。基生叶及茎下部叶卵形，密生细柔毛。双悬果，椭圆形，侧棱有翅。

功效：补血调经，活血止痛，润肠通便。

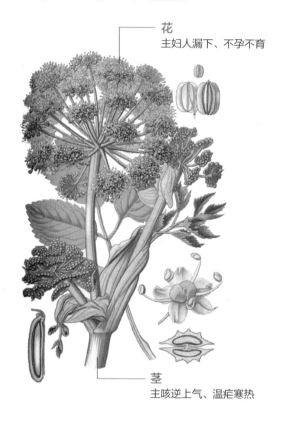

花
主妇人漏下、不孕不育

茎
主咳逆上气、温疟寒热

药膳推荐

当归炖猪心

安神活血　润肠通便

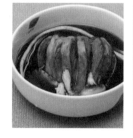

【药材】党参20克，当归15克，干姜适量。

【食材】新鲜猪心1个，葱、蒜、盐、料酒各适量。

【制作】

1. 将猪心剖开，洗净里面的血水、血块，切片。

2. 党参、当归洗净，放入猪心内，可用竹签固定。

3. 在猪心上铺上葱、姜、蒜、料酒，再将猪心放入锅中，加水，隔水炖熟，去除药渣，再加盐调味即可。

当归小验方

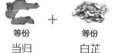

| 二两 当归 | + | 一两 川芎 | + | 三分 酒 | 行气活血，主治产后崩漏所致的出血过多 |

| 二两 当归 | + | 一两 吴茱萸 | 涩精固脱，主治久痢不止 |

| 等份 当归 | + | 等份 白芷 | 主治便秘 |

川芎

属伞形科，活血止痛药

李时珍说："'芎'本作'䓖'，名义不详。"有人说人头顶的穹窿最高，如天之象。此药上行，专治头脑诸疾，所以有"芎䓖"的名称。本品以产自胡戎的品质最佳，所以也叫"胡䓖"。古人因它的根节形状像马衔，便称之为"马衔芎䓖"。其中产自关中的称为"京䓖"。

基本概述

产期

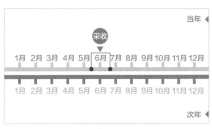

当年

采收

1月 2月 3月 4月 5月 6月 7月 8月 9月 10月 11月 12月

1月 2月 3月 4月 5月 6月 7月 8月 9月 10月 11月 12月

次年

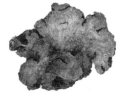

形态特征：块茎呈不规则团块状。茎直立，高达100厘米左右，圆柱形，中空有节，节盘较膨大。叶互生，为2～3回羽状复叶，叶绿深裂，叶柄基部宽大，抱茎形成鞘状。

功效：活血行气，祛风止痛。

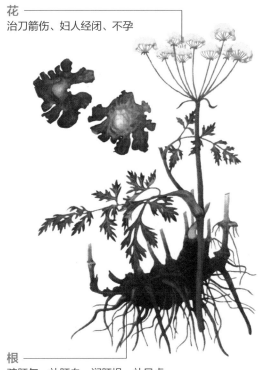

花
治刀箭伤、妇人经闭、不孕

根
疏肝气，补肝血，润肝燥，补风虚

药膳推荐

川芎黄芪炖鱼头

补气活血　祛风止痛

【药材】川芎3小片，枸杞子10克，黄芪2片。

【食材】鱼头1个，丝瓜200克，生姜、葱、高汤、盐各适量。

【制作】

1. 鱼头去鳞、鳃，洗净，剁成大块备用；丝瓜去皮，切块。
2. 锅内放入高汤、川芎、黄芪、生姜片、葱、枸杞子煮10分钟，待飘出香味后，改用小火保持微沸。
3. 放入鱼头和丝瓜块，用小火煮15分钟，加盐调味即可。

川芎小验方

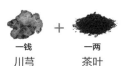 ＋
一钱 川芎 ＋ 一两 茶叶　　能祛风止痛，主治风热头痛

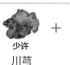 ＋
一斤 川芎 ＋ 四两 天麻　　主治头晕目眩、多汗恶风、偏正头痛

少许 川芎 ＋ 少许 细辛　　两药共研为末，外用擦牙，主治牙齿疼痛

甘草

属豆科，补气药

其根茎呈圆柱形，表面有芽痕，断面中部有髓。气味微甜而特殊。能清热解毒、祛痰止咳，治疗脘腹急痛等。喜阳光充沛、日照长而气温低的干燥气候。甘草多生长在干旱、半干旱的荒漠草原、沙漠边缘和黄土丘陵地带。

产期

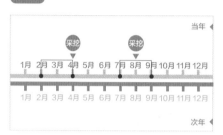

叶
主用能行足厥阴、足阳明二经的瘀滞，消肿解毒

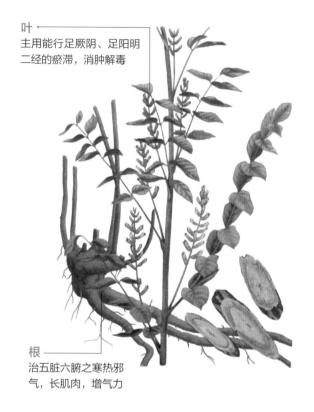

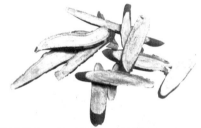

形态特征：枝叶像槐。叶端微尖而粗涩，似有白毛。籽像小扁豆，非常坚硬。

功效：补中益气，清热解毒，祛痰止咳，缓急止痛，调和药性。

根
治五脏六腑之寒热邪气，长肌肉，增气力

药膳推荐

黄芪甘草鱼汤

益气祛风　强身健体

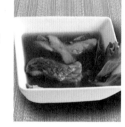

【药材】防风、甘草各5克，白术8克，黄芪3钱。
【食材】虱目鱼肚1片，红枣3颗，芹菜少许，盐、淀粉各适量。
【制作】
1. 虱目鱼肚治净、切薄片，放入淀粉搅拌均匀，腌制20分钟，备用。药材、红枣洗净，沥干，备用。
2. 将药材、红枣与虱目鱼肚入锅，加水，大火煮沸后再转入小火续煮至味出时，放适量盐调味，起锅前加入芹菜即可。

甘草小验方

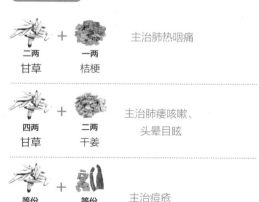

二两 甘草	+	一两 桔梗	主治肺热咽痛
四两 甘草	+	二两 干姜	主治肺痿咳嗽、头晕目眩
等份 甘草	+	等份 瓜蒌根	主治痘疮

枸杞

属茄科，补阴药

枸杞是茄科枸杞属的多分枝灌木植物，高0.5～1米，栽培时可达2米多。国内外均有分布。枸杞全身是宝，明李时珍《本草纲目》记载："春采枸杞叶，名天精草；夏采花，名长生草；秋采子，名枸杞子；冬采根，名地骨皮。"现代医学研究表明，枸杞子有降低血糖、抗脂肪肝、抗动脉粥样硬化的作用。

产期

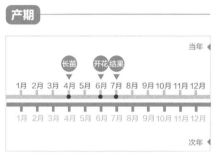

叶
除烦益志，补五劳七伤

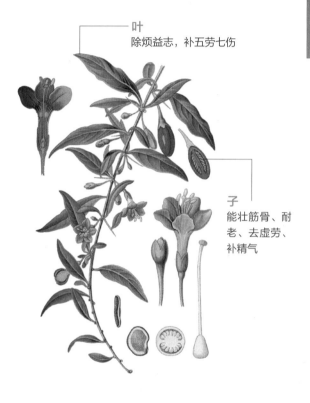

子
能壮筋骨、耐老、去虚劳、补精气

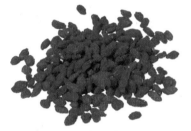

形态特征： 主茎粗壮，多分枝，枝细长，拱形，有条棱，常有刺。浆果卵形或长圆形，深红色或橘红色。种子棕黄色。

功效： 养肝明目，补肾益精，润肺止咳。

药膳推荐

参枸炖鳗鱼

滋补强壮　补气安神

【药材】人参须15克，枸杞子10克。

【食材】鳗鱼500克，盐少许。

【制作】

1. 鳗鱼洗净，去鱼鳃、肠腹后切段，焯烫去腥后捞出，盛入炖锅。人参须冲净，和枸杞子一同撒在鱼上，加水盖过材料。

2. 移入电饭锅，按下开关炖至开关跳起，加盐调味即可。

枸杞小验方

一斤
地骨皮　+　一斤
菊花　+　一斤
生地黄

有补精益髓、强筋壮骨之功效

二两
枸杞子　+　二两
黄芩

主要用于妊娠呕吐或胎动不安

五两
枸杞子　+　一两
白芷　+　一两
吴茱萸

主要用于治疗冻疮、皮肤皲裂

29

防风

属伞形科，发散风寒药

防风，古代传说中部落酋长的名字，同时也是一种药草名，是伞形科多年生草本植物防风的根。防，御的意思。它的作用以治风为要，所以叫防风。屏风则是防风的隐语。本品主治各种风证，亦可解砒霜毒。

产期

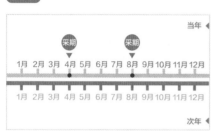

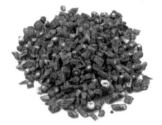

形态特征：高30～80厘米，全体无毛。根粗壮，茎基密生褐色纤维状的叶柄残基。

功效：祛风解表，胜湿止痛，止痉。

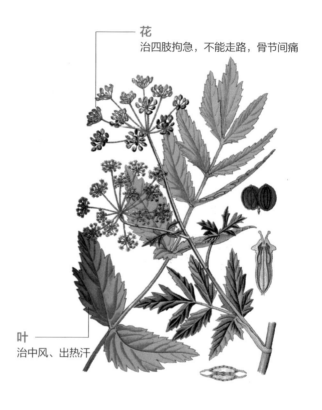

花
治四肢拘急，不能走路，骨节间痛

叶
治中风、出热汗

药膳推荐

防风粥

祛风解表　胜湿止痛

【药材】防风10克。

【食材】大米100克，葱白15克。

【制作】

1. 将防风择洗干净，放入锅中，加清水适量，浸泡5～10分钟后，水煎取汁。

2. 加入大米煮粥，待熟时加入葱白，再煮一二沸即可食用。

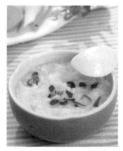

防风小验方

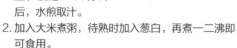

| 四两 防风 | + | 四两 白芷 | 能祛风止痛，主治偏正头痛 |

| 一两 防风 | + | 一两 黄芪 | + | 二两 白术 | 可用于治疗自汗 |

| 二钱 防风 | + | 二钱半 川芎 | + | 一钱二分 人参 | 主要用于治疗盗汗 |

贝母

属百合科，清热化痰药

贝母是一种常用的止咳中药。陶弘景说"此草外形像聚贝子，故名贝母"，李时珍说"苦菜、药实与黄药子同名"。本品每年五月收获，挖出其贝心芽，加工成元宝贝，小个者则不挖贝心芽，加工成珠贝。目前常用的有川贝母、浙贝母和土贝母，虽然这三种贝母名字相似，作用却大有不同，购买时须加以注意。

产期

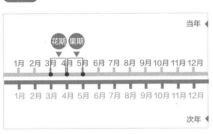

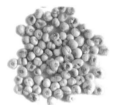

形态特征： 鳞茎圆锥形或心脏形，表面光滑。外层的两枚鳞叶大小悬殊，大鳞叶紧裹小鳞叶，小鳞叶露出部分呈新月形，俗称"怀中抱月"。

功效： 清热润肺，化痰止咳。

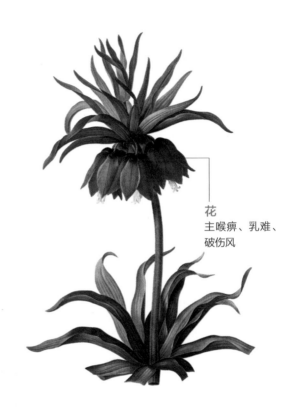

花
主喉痹、乳难、破伤风

药膳推荐

川贝蒸水梨

润肺止咳   清热化痰

【药材】川贝母2钱，银耳半钱。

【食材】新鲜水梨1个。

【制作】

1. 将银耳泡软，去蒂，切成细块。

2. 水梨从蒂柄上端平切，挖除中间的籽核。

3. 将川贝母、银耳置入梨心，并加满清水，置于碗盅里，移入电饭锅内，外锅加1杯水，蒸熟即可吃梨肉、饮汁。

贝母小验方

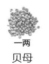 +

一两
贝母   一两
厚朴

具有化痰止咳、行气消胀的功效，主治咳逆痰多

 +

五钱
贝母   两钱
生甘草

能止咳化痰、清热解毒

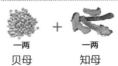

一两
贝母   一两
知母

主要用于治疗咳嗽痰多

中药气味有阴阳

阴阳的概念，源自我国古人的自然观。古时候，人们观察到自然界中各种对立又相联的现象，如天地、日月、昼夜、寒暑等，就以哲学的思维方式归纳出"阴阳"的概念。早至春秋战国时期的《易经》以及老子的《道德经》中都提到"阴阳"。

如今，阴阳理论已经渗透到我国传统文化的方方面面，如宗教、哲学、历法、中医、书法、建筑、占卜等。

《素问·阴阳应象大论》中记载：阳气积聚在上为天，阴气积聚在下为地。阴性柔和而安静，阳性刚强而躁动；阳主蕴育，阴主成长；阳主肃杀，阴主收藏。阳化生清气，阴凝聚成形。

饮食五味滋养了形体，形体又依赖于元气的充养。五味之气生成阴精，阴精又靠气化生成。五味太过会损伤形体，元气太过则耗损阴精。阴精能化生人体的元气，饮食五味太过又耗伤人体的元气。阴性沉下，故味出于下窍；阳性升浮，故气出于上窍。清阳之气循行于肌肤腠理，浊阴之气向内归藏于五脏；清阳之气充实四肢肌肉，浊阴之气内走于六腑。味属阴，味厚者为纯阴，而味薄者为阴中之阳；气属阳，气厚者为纯阳，气薄者为阳中之阴。味厚者能泻下，味薄者则通利；气薄者能宣泄，气厚者则助阳。辛、甘味发散为阳，酸、苦味涌泄为阴；咸味涌泄为阴，淡味渗泄为阳。渗指微出汗，泄指通利小便。六味或收或散，或缓或急，或润或燥，或软或坚，需根据各自功能而使用，从而调节机体平衡。

正如金元四大家之一李杲所说，味薄的能通利，像酸、苦、咸、平这些；味厚的能下泄，像咸、苦、酸、寒这些。气厚的能发热，像辛、甘、温、热这些；气薄的能渗泄，像甘、淡、平、凉这些。又说药有温、凉、寒、热之气，辛、甘、淡、酸、苦、咸之味，还有升、降、沉、浮的区别和厚、薄、阴、阳的不同。

一种药物之内，气味兼有，理性具存。或气相同而味不同，或味相同而气有异。

气像天，温热的为天之阳，寒凉的为天之阴；天有阴、阳、风、寒、暑、湿、燥、火，三阴、三阳的规律与之对应。

味像地，辛、甘、淡的为地之阳，酸、苦、咸的为地之阴。地有阴、阳、金、木、水、火、土，生、长、化、收、藏与之呼应。

气味薄的，轻清上升而形成天象，因为它源于天而亲上。气味厚的，重浊下沉而形成地貌，因为它源于地而亲下。

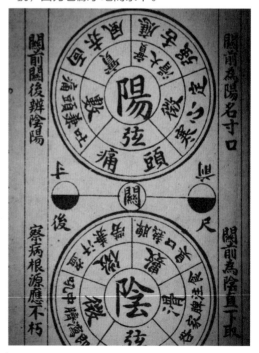

气味与阴阳

气味阴阳生生不息

阴与阳是一个相对的概念，内涵极其丰富。无论是具体的还是抽象的，大的还是小的，都可以划分出阴与阳，药的五味也不例外。五味之中，味厚腻的属于阴，味淡薄的为阴中之阳。气浓郁的属于阳，气淡薄的属于阳中之阴。味厚腻的有下泄作用，味淡薄的有通利小便的作用。气淡薄的有发散宣泄的作用，气浓郁的有助阳发热的作用。五味之中，辛、甘之味能发散，属于阳；酸、苦之味能涌泄，属于阴。咸味可以涌泄，为阴；淡味可以渗利，为阳。这六种滋味，有的主收涩，有的主发散；有的作用缓和，有的作用急迫；有的主滋润，有的主燥湿；有的主软坚，有的主坚阴。用药应根据具体功能来选择不同滋味，来调和体内的气机，使之相对平衡，生生不息。

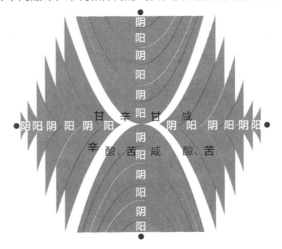

气味阴阳图

天为阳，阳主发散，天生四气，四气无形。地为阴，阴主聚集，地生六味，六味有形、有阴阳。

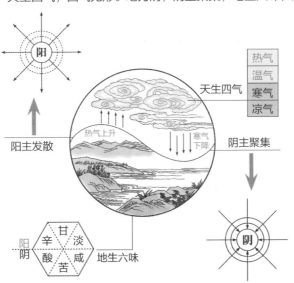

33

经典名方展示

防风汤

妇科

妇女产后，骨盆关节及身体的一些部分都处于松弛状态。由于身体变化及分娩引起的体力损耗、出血等症状，产妇需要一个半月左右才能使身体得到恢复，这段时间被称为产褥期。如果这期间调理不当，下半生都要承受产后风的折磨。凡是产后患各种风证者，用的药物要忌药性毒，只适宜单独使用一两味，不能发大汗，尤其忌用下利药、催吐药，否则可造成死亡。

防风五两	葛根五两	独活五两	人参二两
甘草二两	当归二两	芍药二两	干姜二两

本方主治妇女产后外感风邪、皮肉及骨骼疼痛难忍、呼吸急促、气短、呼吸困难等症。服药后能使患者周身有力，气机顺畅。

方剂组成

防风、葛根、独活各五两，人参、甘草、当归、芍药、干姜各二两。

煎药方法

将以上八味药研细，加水九升后，煮取药汁三升，去渣分三次服，一日三次。

> **防风**
>
> 防风，古代传说中部落酋长的名字；也是一种药草名，它是伞形科多年生草本植物防风的根。又叫茴芸、茴草、百枝等。李时珍说：防，御的意思。它的作用以治风为要，所以叫防风。其功效为：解表祛风，胜湿，止痉。

植株图例

防风
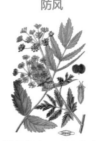
祛风解表，胜湿止痛

葛根
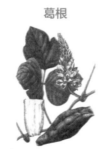
发汗解表，疗疮止痛

独活
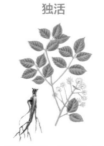
祛风除湿，活络除痹

人参
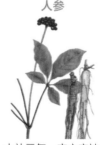
大补元气，宁心安神

甘草
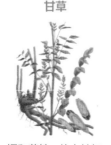
调和药性，补中益气

当归
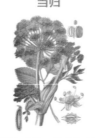
活血止痛，补血调经

芍药
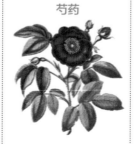
柔肝止痛，调气和血

干姜
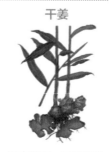
温中散寒，回阳通脉

麻黄汤

儿科

小儿咳嗽是最令父母头疼的事情。咳嗽这一病症，如果不加以重视，可能会累及其他脏腑。小儿脏腑娇嫩，外感、内伤诸因均易伤肺而致咳嗽。寒、热、燥等表邪侵入犯肺，使肺气上逆，均可诱发咳嗽。外感咳嗽有寒咳、热咳、秋燥咳嗽等；内伤咳嗽有食积咳嗽、肺燥久咳、脾虚久嗽等。

本方具有止咳化痰之功效，主要用于治疗恶风犯肺所致喘气时肩部起伏、呼吸困难等不适。

方剂组成

麻黄四两，生姜、半夏各二两，桂心五寸，甘草一两，五味子半升。

煎药方法

以上六味药切细，用水五升煮取两升药汁，百日内的孩子每次服一合，其余根据孩子的大小斟酌用量。

麻黄四两	生姜二两	半夏二两
桂心五寸	甘草一两	五味子半升

麻黄

麻黄为发散风寒药。古时别名龙沙、卑相。主要有三种麻黄属的植物，即草麻黄、木贼麻黄与中麻黄。生品发汗解表和利水消肿力强，多用于风寒表实证，见胸闷喘咳、风水浮肿、风湿痹痛、阴疽、痰咳。蜜麻黄性温偏润，辛散发汗作用缓和，增强了润肺止咳之功，以宣肺、平喘、止咳力胜。

植株图例

麻黄

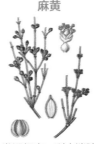

发汗解表，利水消肿

生姜

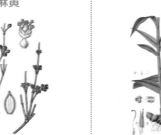

温中止呕，散寒解表

半夏

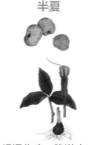

燥湿化痰，降逆止呕

桂心

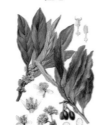

温中散寒，降逆止痛

甘草

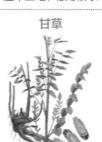

清热解毒，补中益气

五味子

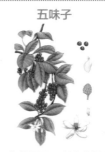

收敛固涩，生津止渴

半夏汤

内科

孙思邈认为，补肾气可以治疗肺痨病（肺结核），因为水生金。如果人体违背了秋季收藏的特点，肺气就不能很好地收敛，肺气上逆就可致气郁胀满。只有顺应四时之气才能养生，否则容易诱发各种疾病。以下介绍一个可治疗多种肺病的名方。

半夏一斤	生姜一斤	桂心四两	陈皮三两
麦门冬三两	人参三两	厚朴二两	甘草二两

本方主治肺痨，见气逆、胸胁胀满、呕逆等症，对饭后呕吐亦有疗效。患者服用后食欲增强，气机平稳，咳嗽症状缓解。

【方剂组成】

半夏、生姜各一斤，桂心四两，陈皮、麦门冬、人参各三两，厚朴、甘草各二两。

【煎药方法】

将以上八味药切细，加水一斗煎取汤药，取四升，分成四次饮用。

半夏

半夏具有止咳化痰的作用，同时能降逆止吐，对于中毒等症还有催吐的效果。该物种为中国植物图谱数据库收录的有毒植物，其毒性为全株有毒，块茎毒性最大，生食 0.1~1.8 克即可引起中毒。可对口腔、喉头、消化道黏膜产生强烈刺激。现代药理实验证明，本品具有抗癌功效。

植株图例

半夏	生姜	桂心	陈皮
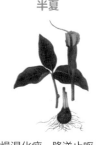	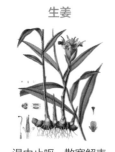	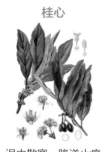	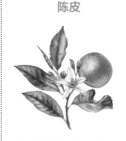
燥湿化痰，降逆止呕	温中止呕，散寒解表	温中散寒，降逆止痛	理气健脾，燥湿化痰
麦门冬	人参	厚朴	甘草
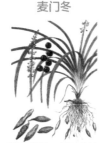	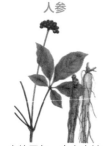	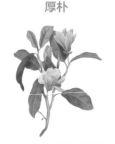	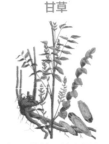
润肺养阴，益胃生津	大补元气，宁心安神	行气宽中，消积散结	调和药性，补中益气

八味黄芪散

外科

四季交替时，由于气候的剧烈变化，可引发各种暴虐之气，影响人体内的阴阳之气。虽然这种暴虐之气每个月都会有，但是四季交替之际的气候剧变对人损害最大，如大风、大雾、大寒、大热。如果不及时回避，外感这些邪气，使其侵入肌肤腠理，就会酿生痈疽、疔毒、恶疮等症。

本方能清热、凉血、解毒。涂抹在疮疖表面，即可消肿、止痛。

【方剂组成】

黄芪、川芎、大黄、黄连、芍药、莽草、黄芩、栀子各等份。

【煎药方法】

以上药制成散剂，用鸡蛋清调成泥，涂在疮上即可。

黄芪等份	川芎等份	大黄等份	黄连等份
芍药等份	莽草等份	黄芩等份	栀子等份

黄芪

黄芪，国家三级保护植物。中药材黄芪为豆科草本植物蒙古黄芪、膜荚黄芪的根。黄芪入药，迄今已有 2000 多年的历史。现代医学研究表明，其中含有多糖、多种氨基酸、叶酸及硒、锌、铜等多种微量元素，有增强机体免疫功能、保肝、利尿、抗衰老、抗应激、降压和较广泛的抗菌作用。

植株图例

黄芪	川芎	大黄	黄连
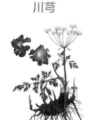		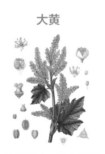	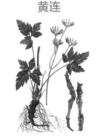
补气升阳，益卫固表	活血行气，祛风止痛	清热泻火，凉血解毒	清热燥湿，泻火解毒

芍药	莽草	黄芩	栀子
	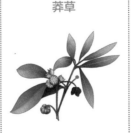	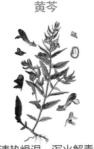	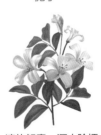
柔肝止痛，调气和血	祛风止痛，消肿散结	清热燥湿，泻火解毒	清热解毒，泻火除烦

大医习业
合格医者的入门条件

熟悉《黄帝内经》《黄帝三部针灸甲乙经》《明堂流注》《黄帝针经》等医学巨著，十二经脉、五脏六腑、全身表里的穴位等人体生理特征，《神农本草经》等药物学专著，以及张仲景、王叔和、阮炳、范汪等历代著名医家；还需精通阴阳学说、诸家相法，以及灼龟五兆、六壬占卜法等。这些都是成为一名品德高尚和医术精湛的医者之前提。除此之外，还需精读《备急千金要方》，探究其中深奥的医理，精诚钻研，才有足够的知识去与他人谈论医学之道。

另外，还需博览群书。阅读《诗经》《尚书》《礼记》《周易》《春秋》这五部经典，才能通晓仁义之道；通读秦汉诸子的百家学说，遇事时才能在心中默察辨识清楚；翻阅《史记》《汉书》《后汉书》这三部历史著作，才通晓史事；读过《黄帝内经》，才知道有慈悲喜舍之德行；读过《庄子》《老子》，才能体会到天地自然运动变化的规律与真理，以及太阳、月亮与金星、木星、水星、火星、土星的天体运行规律，这些都需要医者潜心钻研。只有全面学习这些知识，才能在医学之道上越走越远。

从医必须有严肃的态度

遇到一位好老师是一个人走向成功的助推器。从事医学必须态度严肃，认真将老师所教的知识学扎实、学精通。如果态度不严肃，还没将老师所教学精，就自以为掌握了医理的全部精髓，去学习旁门杂术，反而会将错误当作真理，胡乱治疗，最终失败。

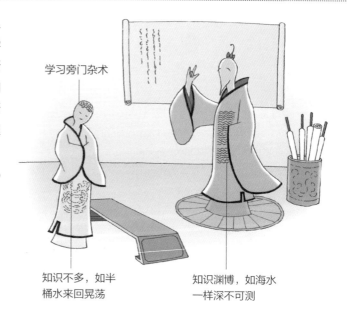

学习旁门杂术

知识不多，如半桶水来回晃荡

知识渊博，如海水一样深不可测

大医精诚
医德比医术更重要

德艺双馨的医生心怀恻隐之心，立誓普救所有病人。如果有病人来求救，不管其富贵贫贱、老幼美丑，或与自己有无恩怨，或聪明与否，都不会思前想后，考虑吉凶祸福，而会像自己亲人一样同等对待，而且把病人的痛苦烦恼，都看作是自己的，全心全意地去救治他们。只有做到这样，才可称为救命之医，反之则是害人之凶。

德艺双馨的医生，常要澄净心神、心胸宽广，如大海一样容纳万物。诊病时，须专注、详细地审察病人的形体状况，进而判定下处方或用针灸，不能出一点差错。速效治病虽好，但也须就事而论，周密审察和深入思考，不能掉以轻心，更不能以此博取名誉。另外，到病人家诊病时，不左右顾盼病家满目的绮罗，不痴迷所喜好的音乐，不只顾吃美食，不只盯着陈列的美酒。医生治病时，不能调笑，不能戏谑喧哗。这些虽为过去对医者的要求，但至今仍不失参考价值。因为病人时时刻刻遭受痛苦，若医生安然享乐、悠然自得，偶然治愈了一个病人，就摆出一副自以为是的样子，自我吹嘘，那是非常缺乏素养的事，品德高尚的医者绝不会这样做。

避免治疗中的过失

要避免疾病治疗中的过失，就要尽可能全面地了解病人的情况，除了切脉、察看面色和听声音之外，还要详细地了解病人的生活情况。此外，对于一些特殊的疾病，还要比类辨别，详细地分析。

以前是从事什么工作的？现在从事什么工作呢？
家住哪里？
饮食是否规律？都吃一些什么食物呢？
从什么时候开始感觉不舒服的？
最近有什么特殊的事情发生吗？
……

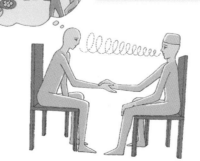

治病略例
常见病症治疗原则综述

五行生万物，人的五脏又秉承五行的性情。经络与腧穴，是阴阳会通之处，阴阳二气的玄妙变化难以穷尽。现在有些医生，承袭的是家传技艺，因循守旧，只凭一点浅陋的诊断就判别病人的死生。察病问疾时，只注重自己的口才和灵活应变，与病人交谈一会儿，就开处方下药；切脉经常不全，浅尝辄止而又不详加探究，以致不能判定出潜伏的病症；对于明堂、阙疑仅如管中窥豹，略知一二。这都是医者的大戒。

人在天地之内、阴阳之中最为宝贵。人刚刚生成时，真精最早生成，脑髓随之生成；人的头是圆的，效法于天；足是方的，效法于地；六腑与六律相应；五脏与五星相应，而以心为中极。双眼与日月对应；大肠长一丈二尺，以与十二时辰相应；小肠长二丈四尺，以与二十四节气相应；全身有三百六十五条经络，以与一年相应；人有九窍，以与九州相应。自然规律有刑罚与奖励，人有爱与憎；自然规律有寒暑季节，人有虚证与实证；月份有大小，人有高矮。自然界有阴与阳，人有男女。

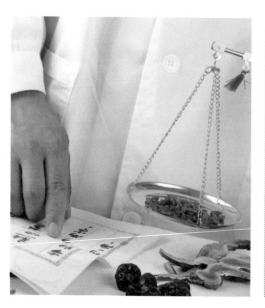

浅谈疾病

疾病的病根，常见的有中恶霍乱、大腹水肿、中风伤寒、寒热温疟、贲豚上气、咳逆呕吐、黄疸消渴、肠澼下痢、血闭阴蚀、男子五劳七伤、虚乏羸瘦，以及虫蛇蛊毒。除了这些大的病因，还要关注其间的细微变动，如惊悸恐惧、忧患怵惕、冷热劳损、伤食房劳，还有产乳堕胎、堕下淤血。这些都有可能使病根发展为复杂症状，因此诊时病要知道病的本与末。

用药原则

遣方用药也要与病人的生长环境相适宜。对江南岭外的人用药宜轻宜少，因其土地暑热多湿，人的肌肤脆薄，腠理开疏；而对关中河北的人用药宜重宜多，因其土地刚硬干燥，人的皮肤坚实，腠理闭塞。现在有些年少体壮的人，不避风湿禁忌，暴竭精液，即使患小病，也不能轻易使用猛药下泻，一旦过度致其精液枯竭，就会导致气血虚耗而卧床不起，需经年累月才能痊愈。凡是年龄较大又有宿疾的，无须服完整剂药，待稍有气力承受完整剂药时再具体区别对待。

地理环境不同，治病方法也不同

不同地区的人，由于生活习惯不同、所处环境不同，引起疾病的原因也是不同的，必须区别对待，采取不同的方法进行治疗。

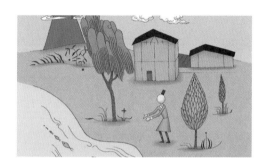

东方气候温和，人们生活安定，以鱼盐为美食，肌腠疏松，易发痈疡一类的疾病，宜用砭石疗法。

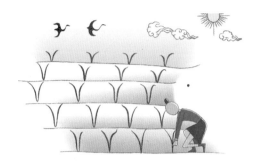

南方阳气旺盛，地势低凹潮湿。人们喜吃酸味及发酵食品，腠理致密而带红色，多发生筋脉拘急、肢体麻痹的疾病，宜用小针微刺（九针疗法）。

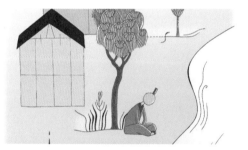

中部地区地势平坦湿润，物产丰富，生活比较安逸，多患四肢痿弱、厥逆、寒热一类疾病，宜用导引按摩的方法，活动肢体，使气血顺畅。

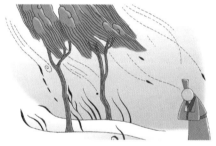

西方风沙多，水土之性刚强，人们食的是肥美多脂的肉类，因此他们肌肤致密，疾病多是从体内而生，宜用药物治疗。

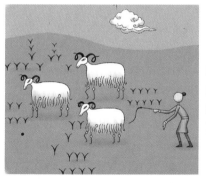

北方地理位置高，气候寒冷，人们多食用乳类食物，故当脏腑受寒时易得胀满一类的疾病。这类疾病适宜用艾火灸烤来治疗。

注：古代的方位图和我们现在的地图坐标是相反的

41

诊候第四
诊治疾病的原则所在

治病首先要找出病根，诊察疾病的关键和原理。诊病最好在天刚亮时，仔细地审察病人的脉象，就可知道病状的逆与顺。因为此时阴气未动，阳气未散，人没有进饮食，脉络调和均匀，气血没有错乱。

黄帝问："淫邪之气流散充溢怎么办？"岐伯回答说："各种有害身心健康的因素，从外进攻入内，而没有固定的处所，就流散到五脏，与营卫同行而与魂魄一齐飞扬，使人睡卧不得安宁而多梦。凡是邪气侵蚀到六腑，就有余于外而不足于内；凡是邪气侵蚀到五脏，就有余于内而不足于外。"岐伯是远古时期富有声望的医学家，与黄帝是同时代人。《黄帝内经》就是以二人问答的体裁写成。

黄帝问："这有余与不足各有什么表现？"岐伯回答说："阳气盛，就会梦见赴大火之中而被焚烧；阴气盛，就会梦见涉渡大水，惊恐

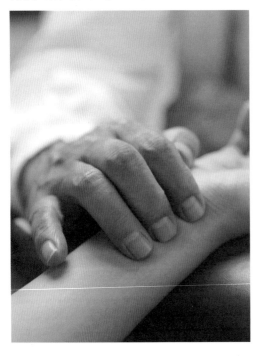

万状；阴气阳气都旺盛，就会梦见互相厮杀。下部气盛，就会梦见向下坠落；上部气盛，就会梦见向上飞扬。心气盛就会梦见喜笑；肝气盛就会梦见自己发怒；脾气盛就会梦见唱歌欢乐；肺气盛就会梦见自己哭泣；肾气盛就会梦见腰脊向两边分开。若其气逆行，侵驻于心，就会梦见烟火；气逆侵驻于肝，就会梦见向上飞扬；气逆侵驻于肺，就会梦见山林树木；气逆侵驻于脾，就梦见丘陵深潭，以及在风雨中倒塌的墙壁；气逆侵驻于肾，就会梦见没入水中；气逆侵驻于胃，就会梦见饮食；气逆侵驻于大肠，就会梦见田野；气逆侵驻于小肠，就会梦见聚集的街道；气逆侵驻于胆，就会梦见与人打斗；气逆侵驻于生殖器，就会梦见交合；气逆侵驻于颈项，就会梦见斩首；气逆侵驻于胯，就会梦见行走而不能前进；气逆侵驻于大腿，就会梦见跪拜；气逆侵驻于膀胱，就会梦见小便。凡是这些不足的情况，发生时就采取补益的治法，立即就能治愈。医者必须铭记于心。"

《史记》中提到，有六种病人是无法救治的：骄纵恣肆不讲道理；轻视身体而看重钱财；吃饭穿衣都不能适应；阴阳混杂，五脏之气不能定位；身体羸瘦不能服药；信任巫婆而不信医生。只要脉候还存在，身体与面色还没有发生大的改变，病邪还没有侵入腠理，这时如能及时用针用药，好好地将息调理，那么病就一定有治愈的可能。

梦与阴阳

　　中医认为，人体阴阳之气的变化会在梦境中有所体现，因此通过分析梦境可以了解自己的身体状况。下图所示为身体的不同变化导致的不同梦境。

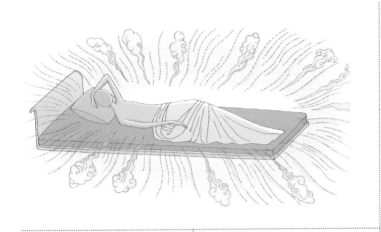

阳气亢盛

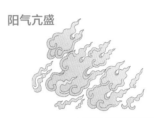

肝火旺盛

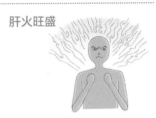

阴气旺盛

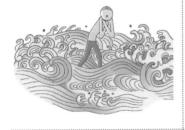

腹部多短虫

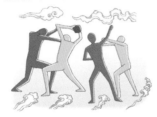

下焦旺盛

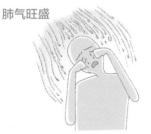

肺气旺盛

吃得过饱

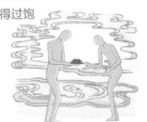

腹部多长虫

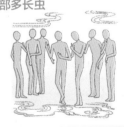

上焦旺盛

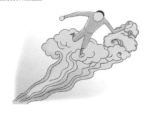

十分饥饿

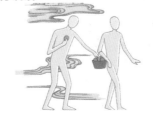

阴阳俱盛

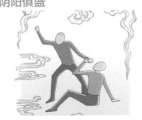

处方第五
处方要对症而下

在治疗时，热证用寒药，寒证用热药，风湿用风湿药，痈肿疮瘤用疮瘤药，鬼疰蛊毒之类的传染病用蛊毒药，风、劳、气、冷等病症，都应对症下药。

雷公说，药有三品，病有三阶，不同的药有味甘、苦的不同，不同阶段的病有轻重缓急之分，因此所用的处方要根据药材的质地、性味以及疾病的不同发展阶段，对症用药。风病用方要注意重、热、腻、滑、咸、酸、石药、饮食等；热病用方要注意轻、冷、粗、涩、甘、苦、草药、饮食等，冷病用方要注意轻、热、辛、苦、淡、木药、饮食等。这个大纲只简略地叙述其源流，其余的还要针对具体病情，通过视察病状灵活运用，而这也是用药的概要。

《药对》说，许多疾病的积聚都因虚亏而起，身体一旦虚亏则百病滋生。积，指五脏积累；聚，指五脏汇聚。对于身体虚亏的病人，医生不应遵从旧方，而应该视病情在旧方基础上灵

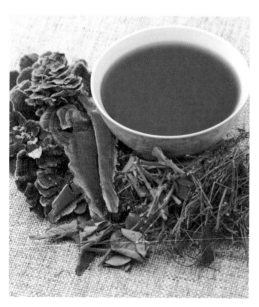

活增减。古代的良医自己采药，仔细审察药物的药性及其分类，按照时节早晚取用。如果采早了则药力尚未生成，采晚了则其盛势已经衰竭。如果不顾药性的差别和分量多少，徒有治病之心，便达不到治愈的效果。

针对有些疾病和药物的冷热属性，旧方增减需遵循以下原则。对病人而言，虚劳而头痛发热的，加萎蕤、枸杞；虚而想吐或不安的，都加人参；虚而劳损的，加钟乳、棘刺、肉苁蓉、巴戟天；虚而大热的，加黄芩、天门冬；虚而健忘的，加茯神、远志；虚而多梦的，加龙骨；虚而多热的，加生地黄、牡蛎、地肤子、甘草；虚而发冷的，加当归、川芎、干姜；虚而惊悸不安的，加龙齿、紫石英、沙参、小草，发冷就用紫石英与小草，有热邪侵入就用沙参与龙齿，不冷不热则不用；虚而小肠不泄利的，加茯苓、泽泻；虚而小便呈白色的，加厚朴。虚而多冷的，加桂心、吴茱萸、附子、乌头；虚而小便呈赤色的，加黄芩；虚而有热邪侵入的，加地骨皮、白水黄芪；虚而口干的，加麦门冬、知母；虚而气息缓弱的，加胡麻、覆盆子、柏子仁；虚而多气兼微咳的，加五味子、大枣；虚而身体僵直、腰中部不灵活的，加磁石、杜仲；虚而发冷的人，用陇西黄芪；虚而生痰、复有气的，加生姜、半夏、枳实；虚而小肠泄利的，加桑螵蛸、龙骨。以上药物，只是对应病情再根据药物的分类与冷热属性做了暂时添加，医生应当依此用药下处方。

五脏积病

邪气侵入人体后滞留不去，或邪气与气血相互凝结，时间长了，就会形成积块，也就是积病。人体五脏都可能发生积病。

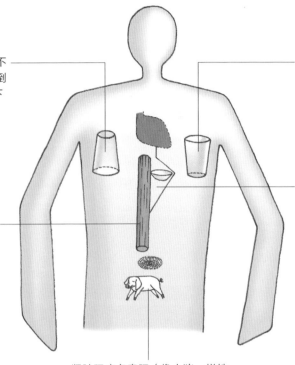

肺脏积病名息贲（游移不定之意），积块大小如倒扣的杯，常发生在右胁下

肝脏积病名肥气（气盛之意），积块大小如杯，常发生于左侧胁下，有明显的范围与界限

心脏积病名伏梁（伏而不动如梁木之意），积块大小如手臂，常发生在脐上至心下这一范围

脾脏积病名痞气（痞塞不通的意思），积块大小如盘，常发生在胃内

肾脏积病名贲豚（像小猪一样性躁之意），积块上下游移不定，常发生在小腹部，上可达心下

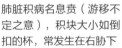

中医常识问与答

中药与西药相比，是不是绝对没有毒副作用？

与西药相比，中药的毒副作用相对来说确实是比较小的，但这也不是绝对的。古代中医认为，中药可以分为上、中、下三个等级，上等药物注重养命，基本没有毒性，具有增补元气、延年益寿的作用；中等药物注重养性，有的有毒，有的没有毒；下等药物大多还是有一定毒性的，正所谓"是药三分毒"。

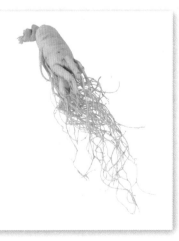

用药第六
中药配伍禁忌

上等药物有一百二十种，为君药，主要功用是养命，以顺应天德，无毒，多服或久服不伤人，能让身体轻快、增益气力，延长寿命；中等药物有一百二十种，为臣药，主要功用是养性，以顺应人德，分有毒与无毒，需斟酌使用，能够抑制住病势的发展以及补虚羸；下等药物有一百二十五种，为佐使药，主要功用是治病，以顺应地德，多有毒，不可长期服，能够祛除寒热邪气以及破除积聚而治愈疾病。三等药物共有三百六十五种，效法三百六十五度，每一度与一天对应，而成为一年，其倍数为七百三十。

药物之间的配伍有君、臣、佐、使的关系，以相互宣散与收摄，这是方剂配伍组成的基本原则。合用药物宜一君二臣三佐五使、一君三臣九佐使等。药物有单行的，有相畏的，有相恶的，有相须的，有相使的，有相反的，有相杀的，这七种关系，在合用药物时须审视慎用。需要相须、相使就不能用相恶、相反的药物。如果需要制约毒性，可用相畏、相杀的药物。药物有酸、咸、甘、苦、辛五味，又有寒、热、温、凉四气以及有毒与无毒、阴干与暴干，真与伪和陈与新的区别，都应按照一定的方法使用。

药物的相畏相使

与玉石相畏、相使之药材

玉石上部	玉石中部	玉石下部
云母以泽泻为使药，畏恒甲及流水，恶徐长卿；钟乳以菟丝子、蛇床子为使药，恶牡丹、牡蒙、玄石，畏紫菀草、石英；朴硝畏麦句姜；太一余粮以杜仲为使药，畏铁落、贝母、菖蒲	水银畏磁石；凝水石畏地榆，解巴豆毒；玄石恶松脂、柏子仁、菌桂；理石以滑石为使药，畏麻黄	青琅玕得水银效果更好，畏鸡骨，杀锡毒；方解石恶巴豆；代赭畏天雄；矾石得火效果更好，以棘针为使药，恶虎掌、鹜屎、毒公、细辛，畏水；大盐以漏芦为使药

与草药相畏、相使之药材

草药上部	草药中部	草药下部
菖蒲以秦艽、秦皮为使药，恶地胆、麻黄；生地黄得麦门冬、清酒效果更好，恶贝母，畏芜荑；甘草以苦参为使药，恶远志，反甘遂、芫花、大戟、海藻；人参以茯苓为使药，恶溲疏，反藜芦；丹参畏咸水，反藜芦	秦艽以菖蒲为使药；麻黄以厚朴为使药，恶辛夷、石韦；前胡以半夏为使药，恶皂角，畏藜芦；贝母以厚朴、白薇为使药，恶干姜，畏干漆、牛膝，反乌头	桔梗以节皮为使药，畏龙胆、白芨、龙眼；泽漆以小豆为使药，恶薯蓣；甘遂以瓜蒂为使药，恶远志，反甘草

与木药相畏、相使之药材

木药上部	木药中部	木药下部
五加皮以远志为使药，畏玄参、蛇蜕；黄柏恶干漆；杜仲恶蛇蜕、玄参	山茱萸以蓼实为使药，恶防风、桔梗、防己；秦皮以大戟为使药，恶吴茱萸；吴茱萸以蓼实为使药，恶硝石、丹参、白垩，畏紫石英；桑根白皮以桂心、续断、麻子为使药	黄环以鸢尾为使药，恶茯苓、防己；石南以五加皮为使药；雷丸以厚朴、荔实为使药，恶葛根；溲疏以漏芦为使药

与兽类药相畏、相使之药材

兽上部	兽中部	兽下部
龙骨得牛黄、人参效果更好，畏石膏；牛黄以人参为使药，恶地黄、龙骨、蜚蠊、龙胆，畏牛膝；龙角畏蜀椒、干漆、理石	犀角以松脂为使药，恶雷丸、蘿菌；鹿角以杜仲为使药	麋脂畏大黄，恶甘草

与鱼虫类药相畏、相使之药材

虫鱼上部	虫鱼中部	虫鱼下部
龟甲恶蜚蠊、沙参	猬皮得酒效果更好，畏麦门冬、桔梗；蛴螬以蜚虫为使药，恶附子；鳖甲恶矾石	地胆恶甘草；蜈蚣畏石膏、羊角；马刀得水效果会更好

药物的君、臣、佐、使

君、臣、佐、使是《黄帝内经》对处方用药规律的高度概括，是中医药处方的原则，是从众多方剂的用药方法、主次配伍关系等因素中总结出来的带有普遍意义的处方指南。

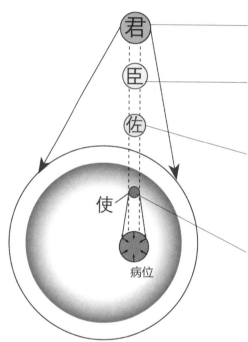

君药就是在治疗疾病时起主要作用的药，其药力居方中之首，用量也较多。在一个方剂中，君药是首要的、不可缺少的药物

臣药有两种含义
①辅助君药发挥治疗作用的药物
②针对兼病或兼症起治疗作用的药物

佐药有三种含义
①佐助药：协助君臣药加强治疗作用，或直接治疗次要兼症
②佐制药：减缓或消除君臣药的毒性和烈性
③反佐药：与君药性味相反而又能在治疗中起相成作用

使药有两种含义
①为引经药，将各药的药力引导至患病部位
②为调和药，调和各药药性的作用

中医常识问与答

什么是药物"十八反"？什么又叫"十九畏"？

十八反：指出了18种药物的配伍禁忌，即乌头反贝母、瓜蒌、半夏、白蔹、白芨；藜芦反人参、丹参、玄参、沙参、芍药、细辛；甘草反甘遂、大戟、海藻、芫花。

十九畏：指出了19种彼此相畏的药物，即硫黄畏朴硝，狼毒畏密陀僧，水银畏砒霜，巴豆畏牵牛，丁香畏郁金，牙硝畏三棱，官桂畏赤石脂，人参畏五灵脂，川乌、草乌畏犀角。

药物相恶、相畏图

药物之间彼此有着制约关系，在中药配伍时，一定要遵循药物的使用原则。下面的图例可以帮助大家更好地识别药物之间的关系。

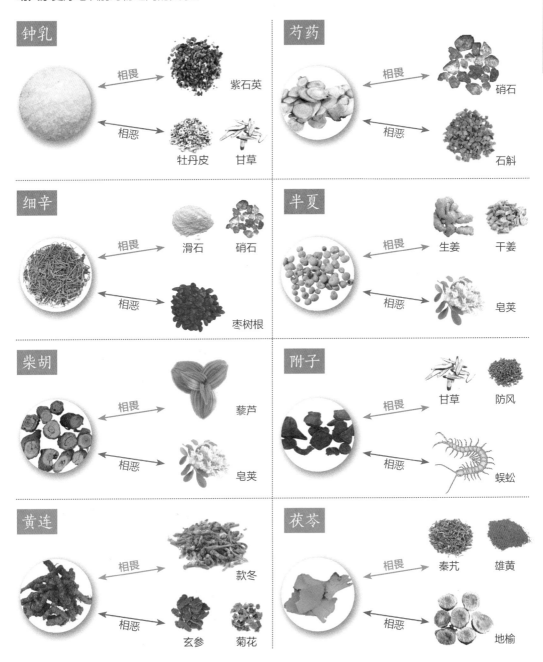

钟乳　　相畏→紫石英　　相恶→牡丹皮　甘草

芍药　　相畏→硝石　　相恶→石斛

细辛　　相畏→滑石　硝石　　相恶→枣树根

半夏　　相畏→生姜　干姜　　相恶→皂荚

柴胡　　相畏→藜芦　　相恶→皂荚

附子　　相畏→甘草　防风　　相恶→蜈蚣

黄连　　相畏→款冬　　相恶→玄参　菊花

茯苓　　相畏→秦艽　雄黄　　相恶→地榆

合和第七
诸药合煎的注意事项

有根、茎、枝、叶、骨、皮、花、果实的草药，有毛、翅、甲、皮、头、足、尾、骨的虫药，需烧炼炮炙，掌握生熟限度，依照以下方法趋利避害。有的去肉要皮，有的要肉去皮；有的要根茎，有的要花与果实，不得有半点差错，都要依照处方炼治，使其清洁干净，最后升合秤两。

药物之间的药力有强有弱，也有相生相杀的关系，应使其君、臣、佐、使相互扶助。医者需精通各种医家经典著作，才能知晓药物之间的好恶关系。如果调和得当，即使没有达到治病的目的，也能使五脏安和，不会加剧病情。但有的医生不遵从处方上的分量任意加减，使各种草石药物强弱相欺，病人服用后不但不能治病，反而加重病情，如果草石药性相反，甚至会有生命危险。

比如各种经书上的处方用药，在熬炼节度上都加有注脚。现在的处方则没有，故这一篇详细地列出来了，提请注意处方下的别注。

凡是钟乳等各种石药，用玉槌加水研细、漂炼三日三夜，务必使其极细。

凡是银屑，用水银调和成泥状。

凡是药物，需先选择、煎炒、炮制完毕，然后才能用来作为药物秤其重量，不能生秤。

凡是朴硝、矾石，都要烧之使其汁尽，才能加入丸散药中。朴硝、芒硝都要烊化后，放入汤中，再放到火上煎两三沸，溶化尽后才能服用。

凡是汤药中用雄黄、丹砂的，其熟末需如粉，临服用时纳入汤药中，搅拌后服用。

凡是汤药中用整个药物的，都须剖开，如栀子、干枣之类。用细核物的，也需先打碎，如五味子、山茱萸、决明子、蕤核之类。用细

花、子物的，整个用，如菊花、地肤子、旋复花、葵子之类。麦、米、豆类，也可整个用。

凡是吴茱萸、陈皮等，加入汤药时不用碎成小块。

凡是菟丝子，用热水淘去泥沙，沥干，再用温酒浸泡一晚上，沥出，暴晒干使其微白，捣碎。如捣不尽，就再用酒浸泡三五天，取出晒得微干，再捣就非常容易碎了。

凡是各种果仁、果实都需去掉尖。双仁的，用热水浸泡使其柔软，拍打去皮，仍然切开。用栀子时去皮，用蒲黄时需待汤药已成后再加入。凡是麦门冬，都需微微润湿后抽去心。

凡是石斛、牛膝等加入汤药或酒中时，需拍碎使用；石斛加入丸药、散药中时，先用石槌极力槌打使之破碎，然后入臼，不然就捣不熟。加入酒时也应这样做。

凡是厚朴、桂、秦皮、杜仲、木兰之类，都需削去虚软、粗糙的表皮，取里面有味的来秤。对葱白、薤白，除尽其青色部分。对茵芋、莽草、石南、泽兰，剔取叶及嫩茎，除去大枝。茯苓、猪苓，需削除黑皮。远志、牡丹、巴戟天、野葛等，都需槌破去心，对紫菀先洗去泥土，暴干后再称。对鬼臼、黄连，都除去根毛。用石韦、辛夷，需先擦拭掉其毛，辛夷另外去心。用大枣、乌梅，都除去核。用鬼箭，削取羽皮。

凡是麻黄，需去节，先单独熬两三沸，掠

去泡沫，然后加水还复到原来的升数，再加入其他药。不经过这样制作而入药的，易使人烦懑。麻黄斩成每段一寸，瞿麦、小草斩成每段五分，白前、细辛斩成每段三分，用于膏药中时要细搓。

凡是茯苓、芍药，如果用作补药，需用白色的；用作泻药，则只用红色的。

凡是半夏，用热水洗去表皮上的滑腻，一种说法是洗十次剖作四片，再秤，用来加入汤药中。如果是加入丸、膏、酒、散中，则都用煻灰炮制。

凡是巴豆，需除去皮、心、膜，炒成紫色。葶苈、桃仁、杏仁、胡麻等各种有脂膏的药，都炒成黄黑色。单独捣成膏状，用指头击之，击到看上去混匀后，才将以前制好的散药稍稍加入臼中，一起研捣使其结块消散，再全都用轻绢筛尽，又纳入臼中，依法捣几百杵。汤药、膏药中即使有生用的，也要一起捣破。

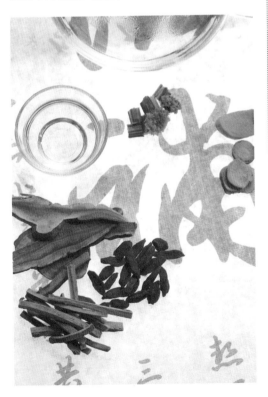

凡是用椒实，需微炒，使其出汁，才有药力。

凡是丸、汤、散药中用乌头、天雄、乌喙、附子、侧子，都需经过煻灰炮制，使其微微裂开，削去黑皮，然后再秤。只有在姜附汤及膏酒中才生用，也削去皮再秤，沿着直条纹理，剖成七八片。

凡是用斑蝥等各种虫，都除去足、翅，微炒。用桑螵蛸，从中剖开，炙。用牡蛎，炒成黄色。用僵蚕、蜂房，都微炒。

凡是汤药中用麝香、羚羊角、犀角、鹿角、牛黄，需研成粉末，临服用时再加入汤药中搅拌，使其调和，然后服用。

凡是大豆、麦芽、曲末、泽兰、芜荑，都微炒。干漆需炒到无烟的程度。用乌梅加入丸药、散药的需先煎，用熟艾时先炒再掰细，与各种药一起捣细成散，不可筛的，纳入散药中和匀。

凡是用各种毛、羽、齿、牙、蹄、甲，以及鲮鱼、鲤鱼、龟、鳖等的甲、皮、肉、骨、筋、角，以及鹿茸等，都需炙。蛇蜕皮微炙。

凡是丸药、散药剂中用胶，先炙，使其通体沸起，热后才能捣。有不沸起的部位，再炙烤。在断下汤中直接用，不炙。各种汤药中用阿胶，都是待汤药成后，加入汁中，再放到火上经两三沸，使其溶化。

凡是丸药中用蜡，需待其熔化后投入少许蜜，再搅拌调匀，用来和药。

凡是用蜜，先用火熬，掠去泡沫，使其颜色微黄，那么丸药就能经久不坏。至于掠去的泡沫的多少，应随蜜的精与粗而定，直到很浓稠时，制成的丸药才好。

凡是汤药中用饴糖，都在汤药已成后再加入。各种汤药中用酒的，都宜在临熟时加入。

药材入方的特别注意事项

药材图例	性味	功效	特别处理方法
朴硝	性大寒，味辛、苦	软坚润燥，泻热通便	朴硝要烊化后，放入汤中，再放到火上煎两三沸，溶化尽后才能服用
大枣	性温，味甘	补中益气，养血安神	大枣入药时一定要将其掰开，以更好地发挥药效
麦门冬	性微寒，味甘、微苦	滋阴润肺，生津益胃	麦门冬加入汤药时需切开，反复地捣绞多次取汁，在汤药已成、去渣后再加入，煮五六沸，取得处方上要求的汤药升数，不可与药一起煮
麻黄	性温，味辛、微苦	发汗解表，利水消肿	麻黄需去节，先单独熬两三沸，去泡沫，然后加水还复到原来的升数，再加入其他药。不经过这样制作而入药的，易使人烦懑
菟丝子	性平，味甘	养肝明目，补肾固精	菟丝子用热水淘去泥沙，沥干，再用温酒浸泡一晚，沥出，暴晒干使其微白，捣碎
半夏	性温，味辛	燥湿化痰，降逆止呕	用热水洗去表皮上的滑腻，一种说法是洗十次剖作四片，再秤，用来加入汤药中
蜂蜜	性平，味甘	润燥补中，解毒止痛	凡是用蜜，先用火熬，掠去泡沫，使其颜色微黄，丸药经久不坏。至于掠去的泡沫多少，应随蜜的精与粗而定，直到很浓稠时，制成的丸药才更好
茯苓	性平，味甘	利水渗湿，健脾宁心	茯苓如用作补药，需用白色的；用作泻药，则只用红色的，芍药亦是如此

药材图例	性味	功效	特别处理方法
枳实	性微寒，味苦、辛	破气消积，化痰除痞	凡是用枳实、甘草、厚朴、藜芦、石南、茵芋、皂荚之类，都需炙烤。枳实需除去瓤，藜芦需除去头，皂荚需除去皮与子实
乌头	性热，味辛、苦	祛风除湿、散寒止痛	凡是丸、汤、散药中用乌头，都须经过糖灰炮制，使其微微裂开，削去黑皮，然后再秤。只有在姜附汤及膏酒中才生用，削去皮再秤，沿着直条纹理，剖成七八片
麝香	性温，味辛	开窍醒神，活血通经，消肿止痛	凡是汤药中用麝香，需研成粉末，临服用时再加入汤药中搅拌，使其调和，然后服用
大豆	性平，味甘	健脾宽中，清热解毒	凡是大豆、麦芽、曲末、泽兰、芜荑，都微炒
桃仁	性平，味苦、甘	活血化瘀，润肠通便	桃仁、杏仁等有脂膏的药，都炒成黄黑色。汤药、膏药中有生用的，要一起捣破
乌药	性温，味辛	敛肺止咳，涩肠止泻，安蛔止痛	用乌梅加入丸药、散药的，需先煎
鳖甲	性寒，味咸	滋阴潜阳，软坚散结	凡是用各种毛、羽、齿、牙、蹄、甲，鳖的甲、皮、肉、骨、筋、角，以及鹿茸等，都需炙
牡蛎	性微寒，味咸、涩	软坚散结，平肝潜阳	凡是用牡蛎，均炒成黄色

服饵第八
服药期间的诸多禁忌

汤药忌酒，凡是服汤药，要保持三天之内忌酒。凡是服治疗风证的汤药，第一服之后要盖上厚厚的被子来发汗。出汗后，就要减薄被子，避免过度出汗。服药中间也需以饮食来间隔，不然会使人变得更加虚弱。

服汤药的方法大约都分为三服，取三升，然后乘病人饮食之气充盛后再服药。第一服最多，第二服渐少，最末一服最少，因为病人气力可渐渐恢复，所以汤药要逐渐减少，像这样的服法就很稳妥。凡是服汤药，不能太慢，也不能太急。只需左右仰覆而卧各一顿饭的时间，汤药的药势就行遍腹中。

凡是丸药，都像梧桐子一般大。滋补的丸药第一服从十丸起始，渐渐增加，不超过四十丸，太多对人有损。需一天服三次，让药力贯透整天，药气渐渐发挥，熏蒸五脏，中间不断缺，积久为好。不必为早点服完而猛快地服，这样只会白白地浪费药材，而没有好处。

凡是四十岁以下的人，有病但不需要服补药，可服泻药，当然确实受损的不在此限。四十岁以上则需服补药而不可服泻药。五十岁以上，则一年四季都不要缺补药，这样才可以延年益寿。《素问》说："若是虚证就用补法，若是实证就用泻法，既不是虚证也不是实证就通过经脉来调治，这是大概的治法。"凡是有虚损，不管年幼年长，需补就补；凡是脏腑有积聚的，不论年幼或年长，需泻就泻，通过用心衡量后采用不同的治法。

服用各类型方剂的注意事项

服用药剂类型	服药注意事项
服用含有有毒药材的方剂	如果用毒药治病，开始只能如黍粟那样少，病一除去就停止用药。如果没有除去病邪，就加倍用药，仍然没有除去的就加十倍用药，以除去病邪为限
服用泻下的方剂	凡是服泻药，以不超过通利效果为限度，千万不要服得过多，否则会损害人，使人没有节制地下痢
服用药酒	凡是服药酒，要使酒气相连不断，如酒气间断就得不到药力了。药酒的多少以有感觉为限度，不要喝到醉或吐，否则会对人有严重损伤
服用泻下功效的散、丸	到了吃饭的时间想要吃饭的，都可先给病人一口冷醋饭，隔一会儿再进食才好
服用有通利作用的方剂	凡是服通利的汤药，在凌晨为好。凡是服汤药，稍热后再服，就容易消下不吐。如果太热，就会破人咽喉；如果冰冷，就会使人吐呕不下，务必用心留意。汤药必须澄清，如果混浊，服后易使病人心闷不解

药藏第九
储备药物有讲究

圣贤教导人们：安居乐业时不要忘记流离失所时的情形，有所积存时不要忘记了一无所有时的情形。所讲的即是提醒大家，凡事都要有所准备，尤其对于身体安康来说，做一些预备工作是非常有必要的。古人做预备工作的方法很多，比如神农氏汇集百药，黄帝编纂著作《针经》等。疾病不会事先和你约定，当它突然而至，该如何应对呢？所以需要贮藏一些药物，以备不时之需，即所谓起心很微，而所救很广。但是从前那些善于养马的大富人家里，往往贮存几十斤马药，却没准备一锱铢供人服用的药，那是以畜为贵而以身为贱，真是非常可惜啊！有的人因公私任务而远行边疆，那种不毛之地不出产药物，如果平常没有做好药物

储备，忽然遇到瘴疠，就只有听天由命了，按理说，这也是咎由自取。由此可见，防范胜于未然，这一章药藏法可以教你如何防备疾病。

各种药物不是立刻要使用的，最好在晴好的天气里拿出来晒一下，使其特别干燥，用新瓦器贮藏，外用泥密封，用时开取，用后立即封上，不要让风湿之气沾染它。这样，即使过了若干年，药物也会像新的一样。要保持丸药、散药三十年不变质，就需用瓷器贮藏，用蜜蜡来封住以防止泄气。但凡是药物，都不要太多地暴晒，多见风与阳光，药气药力就容易损耗。各种杏仁以及杏子等药，用瓦器来贮存，防止老鼠侵害。凡是贮药的地方，都需离地三四尺，避免受土湿之气侵害。

储备药物的注意事项

2.干燥药物要放置于新的器皿中，外面用泥土密封，用的时候打开，用完再封上

4.存放药材的器皿，要放在距离地面三四尺高的地方，以免受潮

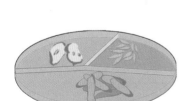

1.各种药物，如果不需要立刻使用，最好先在太阳下晒一晒，彻底干燥，以便更好地保存

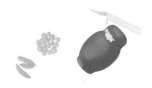

3.各种药丸以及散药，应该放到瓷瓶里贮藏，用蜜蜡封住，防止泄气

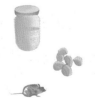

5.杏仁、桃仁等种子类药物，要密封保存，严防老鼠

55

药材品质的简单鉴别

药材的真假、质量的好坏，会直接影响临床应用的效果和患者的生命安全，所以对药材的鉴别有着十分重要的意义。

眼观

看表面：不同种类的药材由于用药部位的不同，其外形特征会有所差异。如根类药材多为圆柱形或纺锤形，皮类药材则多为卷筒状。

看颜色：我们可以通过对药材外表颜色的观察，分辨出药材的品种、产地和质量的好坏。比如，黄连色要黄，丹参色要红，玄参色偏黑等。

看断面：很多药材的断面都具有明显的特征。比如黄芪的折断面纹理呈"菊花心"样，杜仲在折断时更有胶状的细丝相连等。

手摸

手摸法：用手感受药材的软硬。例如盐附子质软，而黑附子则质地坚硬。

手捏法：用手感受药材的干湿、黏附。如天仙子用手捏时有黏性。

手掂法：用手感受药材的轻重，疏松还是致密。如荆三棱坚实体重，而泡三棱则体轻。

鼻闻

直接鼻嗅法：将药材靠近鼻子闻它的气味。例如薄荷香、阿魏臭等。

蒸汽鼻嗅法：将药材放入热水中浸泡。如犀角有清香而不腥，水牛角略有腥气。

揉搓鼻嗅法：有些药材的气味微弱，我们可以将它揉搓后再闻味。例如鱼腥草的腥味、细辛的清香味等。

口尝

鉴别药材的意义不仅在于味道，还包括"味感"，味分为辛、甘、酸、苦、咸五味，如山楂的酸、黄连的苦、甘草的甜等。

水试和火试

有些药材放在水中，或用火烧会产生特殊现象。如熊胆的粉末放在水中，会先在水面上旋转，然后成黄线下沉而不会扩散。麝香燃烧时，会产生浓郁的香气，燃尽后留下白色灰末。

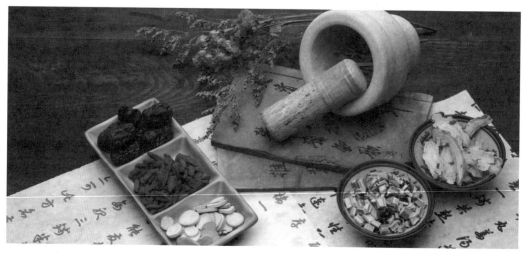

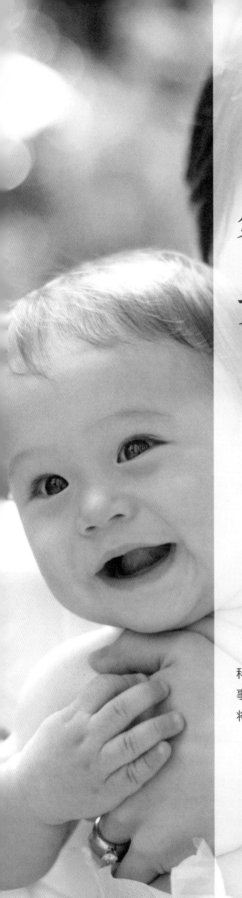

第二章

妇幼疾病

孙思邈首先提出妇女和儿童应独立设科，故对妇科、儿科形成专科有促进作用。他也率先提出妇女孕期前后的注意事项，同时对婴儿生长及护理方法亦有完善的总结。本章就将常见的妇幼疾病进行归纳总结，以供读者学习运用。

求子方
治疗女性不孕的处方

因为妇女有妊娠、生产和产后崩伤这些与男性、老人及幼儿不同的特殊情况，所以妇女与其他人用药也有所不同，而且妇女的疾病比男性的疾病复杂很多。古经中说，众阴会聚于一身的妇女，常常与湿相联系，十四岁以后，阴气就浮溢于外，加上百般烦心，则外损容颜，内伤五脏，而且月经开始去留，若前后时间交错，还会出现淤血凝结、停顿，使中道断绝，且受到伤害而堕下的情况。在各种妇女疾病中，又以生育问题较为引人关注。

生育是妇女生命中的重要使命。古代那些保育、辅导富贵人家子女的老妇、老翁，也懂得了这些道理，顺手抄写一本，随身携带，以备急用。

大黄丸

治各种带下病导致的无子的处方：

服药十天后就会使人下血，二十天就会泄下蛔虫或阴部流出清黄汁，三十天就会除去疾病，五十天就会使人长得肥白。

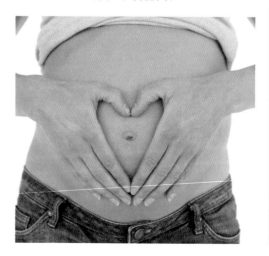

以下七味药研为粉末，用蜜调和成如梧桐子大的药丸。饭后用米汤送服七丸，逐渐增加到十丸，直至药效显现为止，服用五天就会稍有好转。

大黄（破如米豆）、柴胡（熬黑）、朴硝各一升，川芎五两，蜀椒二两，干姜一升，茯苓（如鸡子大）一枚。

白薇丸

治妇女无子的处方：

以下三十味药研为末，用蜜调和成如梧桐子大的丸，每天两次，每次用酒送服下十五丸，渐渐加到三十丸，至泻下恶物，稍微感到有异样则停服。

白薇、防风、人参、细辛、秦椒、白蔹（一说白芷）、牛膝、秦艽、桂心、沙参、芍药、五味子、白僵蚕、牡丹、蛴螬各一两，柏子仁、干姜、干漆、卷柏、附子、川芎各二十铢，紫石英、桃仁各一两半，生地黄、钟乳、白石英各二两，鼠妇半两，水蛭、虻虫各十五枚，吴茱萸十八铢，麻布叩巾复头一尺，烧。

吉祥丸方

治妇女多年不孕的处方：

将以下十四味药研为粉末，用蜜调和成如豆大的丸，每次空腹用酒送服下五丸，中午和晚上各一服。

菟丝子、楮实子、覆盆子各一升，五味子、桃花、白术、川芎各二两，牡丹、茯苓、天麻、生地黄、桂心、柳絮各一两，桃仁一百枚。

大黄丸

功效与主治

大黄一升	柴胡一升	朴硝一升	川芎五两
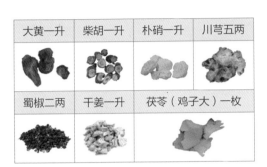			
蜀椒二两	干姜一升	茯苓（鸡子大）一枚	

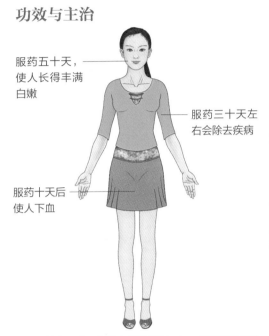

服药五十天，使人长得丰满白嫩

服药三十天左右会除去疾病

服药十天后使人下血

煎服方法： 将七味药研为粉末，用蜜调和成如梧桐子大的药丸。饭后用米汤送服七丸，逐渐增加到十丸，直至药效显现为止，五天就会稍有好转。

服药禁忌： 阴虚阳亢、阴虚火旺者慎用；用药期间避免饮酒，忌食刺激性食物。

现代应用： 本方主治女性因月经不调、闭经引起的不孕之症。

大黄

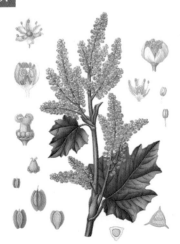

大黄歌诀

大黄苦寒，实热积聚，
蠲痰逐水，疏便通闭。

性味与归经： 性寒，味苦；归脾、胃、大肠、肝、心经。

功效与主治： 泻下攻积，清热泻火，凉血解毒。主治积滞便秘、目赤咽肿，对湿热痢疾和黄疸亦有疗效。

建议用量： 5~15克。

养胎方
养胎期间的调理方

旧时说大凡怀孕三个月，因为胎儿秉质尚未确定，所以会随事物变化。传说妊娠期间，常去观看犀牛、大象、猛兽等，就会生出一个性格刚猛的孩子；想要一个盛德大师、贤人君子一样的孩子，就常去观看钟鼓、宴客、祭祀用的礼器、军旅等陈设；口中朗诵古今箴言以及诗书，焚烧名香，居处在安静、简朴的地方，不吃割得不正的肉，不坐摆得不正的席，弹琴瑟，调节心神，平和性情。节制嗜欲，凡事清净，这样就会生下很好的孩子，能够长寿，没有疾病而且仁义聪慧、忠诚孝顺。对这些说法，我们今天已无从考究，但其中的医理还是可以借鉴的。

从刚刚怀孕到即将生产，饮食起居都应有所禁忌，因为胎儿在刚发育期间，阴阳还未具备，日月尚未满，骨节及五脏六腑都未形成，稍有饮食不当，就会给胎儿带来不良影响。过去有一说法，说在妊娠期间吃骡肉，会造成孕妇难产；吃兔肉、狗肉，会使孩子出生后口哑、

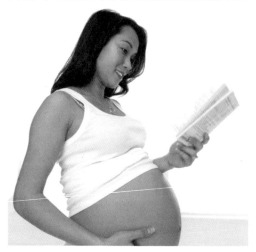

耳聋并成缺嘴；吃羊肝，会使孩子多厄运；吃山羊肉，会使孩子多病；吃驴肉，孩子会超出预产期才娩出；吃鸡蛋及干鲤鱼，会使孩子多疮；吃鸡肉、糯米，会使孩子长寸白虫；吃桑甚及鸭子，会使孩子心寒；吃鳖，使孩子颈项短；吃冰浆，会造成绝胎。我们今天应从这些说法中吸取有益的东西。以下就为妊娠妇女介绍一些养胎方。

雄鸡汤

妊娠第三个月为胎儿定形之时，有寒的人大便是青色的；有热的人小便艰难，不是黄就是赤，忽然忧愁、惊恐、发怒，容易因困顿而跌倒，惊动经脉，使脐周疼痛，或腰背痛，腹胀满，忽有下坠感。此时可以服用本方：

雄鸡一只，治如平常吃法，黄芩、白术各一两，人参、茯苓、甘草、阿胶各二两，大枣十二枚，麦门冬五合，芍药四两，生姜一两。

将以上药分别切细，用一斗五升水煮鸡，煮到水减半，取出鸡，加入药再煮取一半，加入清酒三升和阿胶，煎到三升。一日分三次服完，睡在温暖之处。一方不用黄芩、生姜，用当归、川芎各二两。

黄连汤

怀孕两个月时受到伤害，应当预服本方：

黄连、人参各一两，生姜三两，吴茱萸五合，生地黄五两（一方用阿胶）。

以上五味药分别切细，加七升酢浆，煮取三升，分四次服，白天三次，夜间一次，十天一换。如果感到内心不安，加乌梅一升。加乌梅的药，直接用水不用浆。一方可用当归半两。

黄连汤

功效与主治

黄连一两	人参一两	生姜三两
吴茱萸五合	生地黄五两	

增强身体素质，提高抵抗力

缓解腰腿酸软、浑身乏力的症状

煎服方法： 将以上五味药分别切细，加七升酢浆，煮取三升，分四次服，白天三次，夜间一次，十天一换。

服药禁忌： 服药期间避免饮茶、酒，少吃辛辣食物。

现代应用： 对妊娠妇女预防流产具有很好的效果。

黄连

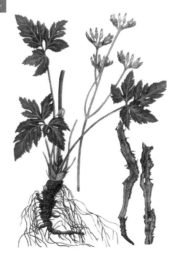

黄连歌诀

黄连味苦，泻心除痞，
清热明眸，厚肠止痢。

性味与归经： 性寒，味苦。归心、肝、胃、大肠经。

功效与主治： 清热燥湿，泻火解毒。本品主治气机不畅所致的恶心呕吐、脘腹痞满，以及腹痛泻痢等症。

建议用量： 2～5克，外用适量。

妊娠恶阻方
缓解妊娠反应的处方

从妇女平而虚的脉象，即可辨明是否有妊娠。《黄帝内经》说：血气调和，男女精气相结合。尺部脉搏动在指下，大于寸口脉，阴阳两部位的脉有显著差别，是妇女受孕的脉象，因而叫有子。

妊娠刚开始时，寸部脉象微而小，一次呼吸心跳五次；妊娠三个月时，尺部脉象数；妊娠四个月时，右手脉象疾是女孩，左手脉象疾的是男孩，左、右手脉象都疾的则多为双胞胎。其他辨别方法：右手脉象浮而大的是女孩，左手脉象沉而实的是男孩，左、右手脉象都沉而实则是双胞胎男孩，反之都浮而大的，就是双胞胎女孩。右手脉象偏大的是女孩，如果左尺部脉象偏大的是男孩，左、右手尺部脉象都大的，则是双胞胎，与脉象实的状况一样。除此以外，右手尺部脉象沉而细的是女孩，左手尺部脉象浮而大的是男孩。

大凡体虚羸瘦，肾气虚弱，血气又不足，或者饮用冷水太多、当风，心下有痰饮的妇女，若将怀孕必易患恶阻病。所谓将有妊娠，是说妇人的月经仍然再来，肌肤并无异样，不思饮食，只是全身沉重、昏闷，脉理顺时平和，又不知病患之所在。像这样，月经在两个月后便会停掉，开始结胎。患恶阻病，即是说患者心中烦乱不安，头重眼花，四肢沉重，且软弱得不能抬举，恶食且不喜欢闻到饮食的气味，只想吃酸、咸的果子，少起多睡，剧烈呕逆，不能做任何事情，这些情况往往达三个月以上。原因在于经血闭塞，水积于五脏，使脏气不能宣通，因此心中烦闷不安，气逆而形成呕吐。经络阻塞不畅，血脉不通，就会四肢沉重无力，若同时受了风邪就会头晕目眩。一旦出现这些症状，适宜服半夏茯苓汤，数剂后改服用茯苓丸，消除痰饮，就可以正常饮食了。若能够正常饮食，使气盛体强，足够养胎，母体就会健康。古今有数十种治疗恶阻病的处方，大多不问冷、热、虚、实、年少、年长。

半夏茯苓汤

治妊娠恶阻，心中昏闷，空烦呕吐，恶闻饮食的气味，四肢和全身关节疼痛沉重，头昏重，少起多睡，恶寒，出汗，身体极度黄瘦、疲倦的处方：

生地黄、茯苓各十铢，半夏三十铢，人参、芍药、陈皮、细辛、川芎、旋覆花、桔梗、甘草各十二铢，生姜三十铢。

以上十二味药分别研细，加一斗水熬成三升药液，分成三次服。如果患恶阻病，积有一月多未治愈，以及服药冷热失候，客热烦渴等病变，口中生疮的，去陈皮、细辛，加前胡、知母各十二铢；如遇冷下痢的，去生地黄，加入桂心十二铢；如果量减小，胃中虚急、生热，大便不通，小便赤少的，适宜加大黄十八铢，去干地黄，加黄芩六铢。其余的依方服一剂，取下后，根据气力及冷热情况减少或增加，处方调定，再服一剂，紧接着服茯苓丸，使患者能够饮食，身体便能够强健。忌滑物、油腻物、生冷物，以及菘菜、醋、海藻等物。

孕妇行为对胎儿的影响

孕妇的行为会影响到胎儿出生后的状况，这也是有的孩子出生后患有先天性疾病的主要原因。下图所示为孕妇在孕期的不同行为可能会给胎儿造成不同的后果。

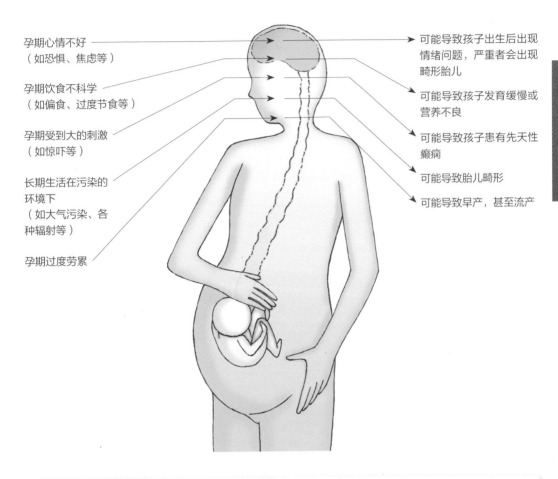

孕期心情不好
（如恐惧、焦虑等）

孕期饮食不科学
（如偏食、过度节食等）

孕期受到大的刺激
（如惊吓等）

长期生活在污染的
环境下
（如大气污染、各
种辐射等）

孕期过度劳累

可能导致孩子出生后出现
情绪问题，严重者会出现
畸形胎儿

可能导致孩子发育缓慢或
营养不良

可能导致孩子患有先天性
癫痫

可能导致胎儿畸形

可能导致早产，甚至流产

妇幼疾病

中医常识问与答

孕期女性如何应对妊娠反应？

孕早期，女性的消化功能发生改变，多数都会出现恶心、呕吐、食欲下降等症状，这时妊娠妇女就要在饮食方面稍加注意。如出现与以前的饮食习惯不一样的情况，应该遵循少食多餐的饮食原则，不能强制进食。可根据自己的爱好进食，这时就不要一味地追求食物的营养价值了，保证适当进食量即可。另外，清淡的饮食也可以增进食欲，减少妊娠反应。孕妇应尽可能多吃新鲜的蔬菜、水果、豆制品。

妊娠诸病方
调治妊娠期的各种不适

妊娠时期，母体会产生一系列变化，此时也更容易生病。以下药方可调理妊娠期的种种不适，利于母胎健康。

胎动及数堕胎第一

旋覆花汤

治妊娠六七个月，胎动不安的处方：

旋覆花一两，芍药、半夏、生姜各二两，白术、黄芩、厚朴、茯苓、枳实各三两。

以上九味药分别研细，用水一斗煮取两升半，白天三次，饭前服，夜间两次，共五次。

漏胞第二

妊娠后月经仍然如平常一样来，这叫漏胞，胞干便会死。

用药方一：生地黄半斤切细，用清酒两升煮三沸，去渣，多服最好，不定时服用。

用药方二：生地黄捣为末，用三指取一撮药末，用酒送服下，不要超过三服。

子烦第三

竹沥汤

治妊娠期间常常觉得烦闷的处方：

竹沥一升，茯苓四两，黄芩、防己、麦门冬各三两。

以上五味药分别切细，用四升水煮取两升，分三次服，不愈再作一剂。

心腹腰痛及胀满第四

治妊娠期间腹中胀满疼痛、恶心，不能饮食的处方：

芍药四两，白术六两，黄芩三两。

以上三味药分别切细，用六升水煮取三升，半天内分三次将药服完，一月饮一剂为好。

伤寒第五

治妊娠期间伤寒、发热、头痛、肢节烦痛的处方：

石膏八两，大青、黄芩各三两，栀子仁、前胡、知母各四两，葱白（切）一升。

将以上七味药分别研细，用七升水煮取两升半，去渣，分成五次服，共服两帖，间隔时长如人走了七八里路。

疟疾第六

治妊娠期间患疟疾的处方：

黄芩三两，恒山二两，甘草一两，石膏八两，乌梅十四枚。

以上五味药分别研细，用水、酒各一升半合，浸药一夜后，煮药三四沸，去渣，分别以六合、四合、二合，分三次服用。

旋覆花汤

功效与主治

旋覆花一两	芍药二两	半夏二两
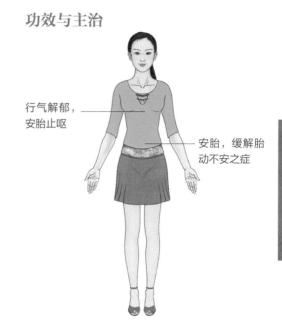		
生姜二两	白术三两	黄芩三两
厚朴三两	茯苓三两	枳实三两

行气解郁，安胎止呕

安胎，缓解胎动不安之症

煎服方法：以上九味药分别研细，用水一斗，煮取两升半，白天三次，饭前服，夜间两次，共五次。

服药禁忌：忌食生冷、辛辣食物，忌酒。

现代应用：本药具有安胎的作用，对于女性怀孕三个月之内的胎动不安具有疗效。

旋覆花

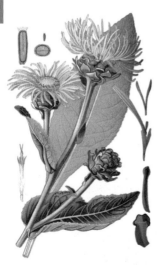

旋覆花歌诀

旋覆花温，消痰止嗽，
降逆止呕，逐水尤妙。

性味与归经：性微温，味苦、辛、咸；归肺、胃、脾、大肠经。

功效与主治：降气化痰，降逆止呕。对咳嗽痰多、胃气上逆所致的恶心呕吐具有一定疗效。

建议用量：3~10克。

下血第七

胶艾汤

治妊娠从两个月到八个月,忽然失去依靠而跌倒,因受到损伤,胎动不安,腰腹疼痛,以及胎儿向上顶撞孕妇心下,致气短的处方:

艾叶三两,生地黄四两,芍药、甘草、川芎、阿胶各二两。

以上前五味药分别切细,用三升酒、五升水合煮取三升,去渣后加入阿胶,使阿胶烊化尽,每日服用三次,不愈再作一剂。

小便病第八

治妊娠期间小便不利的处方:

葵子一升,榆白皮一把(切),以上两味药,用五升水煮五沸,每日三次,每次一升。

治妇女无缘无故尿中带血的处方:

大豆黄卷、鹿角屑、桂心各一两,以上三味药治择捣筛后制成散药。每日三次,用酒送服下方寸匙。

下痢第九

治妊娠期间及产后下痢、寒热的处方:

栀子二十枚,黄连一升,黄柏一斤,以上三味药分别切细,用五升水浸药一夜,煮三沸,服一升,一日一夜服完。如出现呕吐症状,可加生姜二两、陈皮一两。也可以治男子平常的痢疾。

浮肿第十

鲤鱼汤

治妊娠期间腹部肿大、浮肿的处方:

鲤鱼一头(重二斤),生姜三两,芍药三两,白术五两,茯苓四两。

以上五味药分别研细,用一斗两升水将鱼煮熟,澄清后取八升,加入其他药,煎为三升,分五次服。

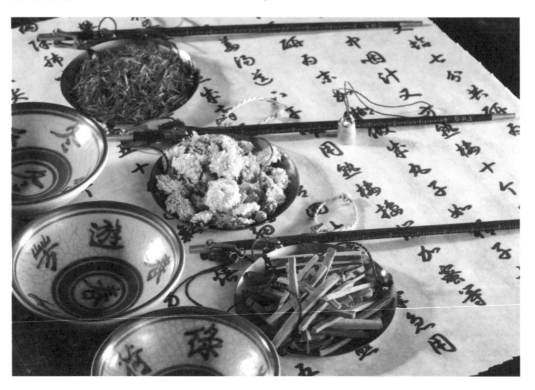

胶艾汤

功效与主治

艾叶三两	阿胶二两	川芎二两
生地黄四两	芍药二两	甘草二两

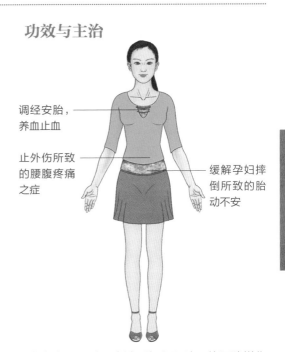

调经安胎，养血止血

止外伤所致的腰腹疼痛之症

缓解孕妇摔倒所致的胎动不安

煎服方法： 以上前五味药分别研细，用三升酒、五升水合煮取三升，去渣后加入阿胶，使阿胶烊化尽，每天服用三次，不愈再作一剂。

服药禁忌： 服药期间忌食生冷、辛辣食物。

现代应用： 本方能够强健身体，增强凝血功能，抑制出血性疾病，对孕妇安胎具有显著作用。

艾叶

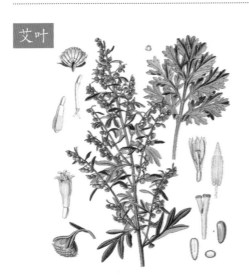

艾叶歌诀

艾叶温苦，温经散寒，
止血安胎，祛湿止痒。

性味与归经： 性温，味辛、苦；归肝、脾、肾经。

功效与主治： 温经止血，安胎，散寒。主治吐血、衄血、月经过多、胎漏下血等症。

建议用量： 3~10克。

难产方
突发难产的处理方法

产妇在产前疼痛发作或正在生产的时候，都不能受到惊吓，否则会引起难产，还会伤害到胎儿。

产妇生产时，最好只有一两个人在旁边照料，产完再告诉其他人。忌多人围观，否则容易导致难产。为避免难产，产妇不要急迫、紧张，旁边的人也极需平静、仔细，不要催促、忧愁和郁闷。如果腹中疼痛，眼冒金星，这是胎儿在腹中回转，不是将要出生。孩子刚刚落地，不要让产妇看见污秽之物，所有人以及产妇都忌问是男孩还是女孩，忌给产妇烫的食物，让其吞下五口新汲水。产妇饮食的温度应当如人的肌肤温度差不多，慎吃热药、热食。

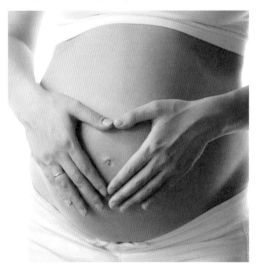

治妇女难产，或者半生，或子死腹中，或胎衣不下，或附着在脊背上，几天都产不下来，血气上抢心下，脸无血色，气欲断绝的处方：

白蜜、煎猪膏各一升，醇酒两升。

将以上三味药一起煎取两升，分两次服，两次服不完的，可以随其所能而服下。治产后恶血不除，血气上抢心下、心痛烦急的，用地黄汁代替醇酒。

治难产方

方一：吞下皂荚子两枚。

方二：针刺两肩井穴，针入一寸，泻后，一会儿就会分娩。

方三：通草五两，牛膝四两，瞿麦、榆白皮（切）、大麻仁各一升，桂枝（切）两升。

以上六味药分别研细，用一斗两升水煮取三升半，分五次服。

治难产以及妊娠月份不足而将生产的处方：

取知母一两研为末，用蜜调和成如兔屎一样大的丸，服一丸，如果痛未停止，再服一丸。

难产多日，气力用尽而仍然不能产下，这是母体原先就有疾病，用药方：

阿胶二两，赤小豆两升。

以上两味药，用九升水煮到赤小豆熟后去渣，加入阿胶烊化，一服五合，不超过三服胎儿即可娩出。

难产方

功效与主治

桂枝二两	瞿麦一升	牛膝四两
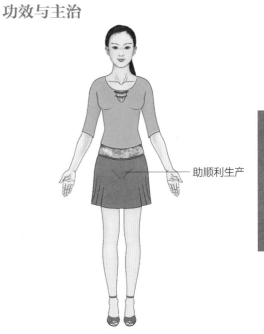		
榆白皮一升	大麻仁一升	通草五两

助顺利生产

煎服方法：六味药分别切细，用一斗两升水煮取三升半，分五次服。

服药禁忌：避免食用辛辣、刺激食物，忌生冷食物。

现代应用：本方具有通利的作用，不仅能促进生产，缓解难产，还有利尿下乳的功效。

桂枝

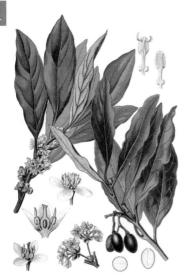

桂枝歌诀

桂枝小梗，横行手臂，
止汗舒筋，治手足痹。

性味与归经：性温，味甘、辛。归心、肺、膀胱经。

功效与主治：温通经脉，助阳化气，发汗解表。主治风寒感冒，对痰饮、寒凝血滞引起的疼痛亦有缓解作用。

建议用量：3～10克。

产后虚损、虚烦方
调理产后体虚

女性，不管是怀孕的时候，还是产后都应当小心谨慎，因为那些危及生命的病症，常在此时侵犯人体。特别是产时，就算没有什么不适，也不能纵心肆意，无所顾忌。要知道自己的不当行为虽然微如秋毫，可能感染的病症却相当严重，且产后遗留的病，往往难以根除。生产以后，五脏十分虚弱，一定要适度进补。如果此刻产妇有病，一定不能用药性猛烈的泻药。因为药性猛烈的泻药会使产妇虚上加虚，致使其五脏更加虚弱，而且可能加重病情，所以产后百日，一定要对产妇关爱有加，避免其忧郁、恐惧，不要立即行房事。如果在此期间有所疏忽，使身体受风，产妇必身体犯强直（强直就是颈项、肢体挺直，活动不便），出现角弓反张，口噤不开，这就叫蓐风，也就是冲犯的证候。假若不小心因为小事而有所冲犯，嬉笑致病，就会给自己带来不必要的痛苦。就算付以重金，遍求良医，这时所落下的病一般也很难根治。学医的人对于产妇的药方，务必精

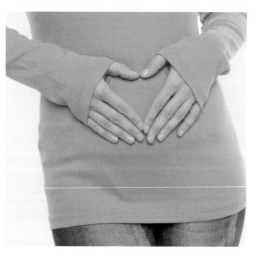

确了解，不能像平常的药方一样对待。

产妇产后千万不要上厕所便溺，以在室内盆中便溺为好。凡是产后满了百日，夫妇才能行房事，否则产妇将会滋生百病，终身虚弱，难以痊愈。大凡产后过早行房，都会造成妇女脐下虚冷。产后七天内，如果恶血未尽，一定不能饮汤，只有等到脐下块状消散后，才能进食羊肉汤。痛得厉害的可以另当别论。产后两三天，可进服泽兰丸。到满月的时候，可以停服泽兰丸，否则，身体虚损就不能恢复。身体极度消瘦虚弱的产妇，可服用五石泽兰丸。妇女在夏季生产，着凉而患上风冷病，以致腹中积聚、百病缠身的，可用桃仁煎来治疗，产后月满就可服用。妇女要想身体健康，最好每到秋冬季节，就服上一两剂桃仁煎。

四顺理中丸

人参、白术、干姜各一两，甘草二两。

将以上四味药研细，加蜜制成像梧桐子一般大小的药丸，每天服食十丸，以后逐步增加到二十丸。此药丸能滋养产妇的脏气。

桃仁煎

治疗妇女产后百病，泽悦容颜，补益诸气的处方：

将一千二百枚桃仁捣成粉末，用烧酒一斗五升研滤三四遍，装入长颈瓷瓶中，用麦面封实瓶口，用温火慢煮二十四小时。

注意火候不能太猛，不要让瓶口淹在水中，要将瓶口一直露在水面。煮熟后将药取出，用温酒送服，一日两次，男性也可服用。

四顺理中丸

功效与主治

人参一两	白术一两
干姜一两	甘草二两

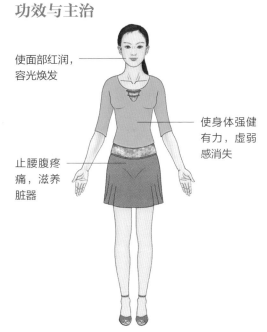

使面部红润，容光焕发

使身体强健有力，虚弱感消失

止腰腹疼痛，滋养脏器

妇幼疾病

煎服方法： 将以上四味药研成粉末，加蜜制成梧桐子一般大小的药丸，每天服食十丸，以后逐步增加到二十丸。

服药禁忌： 阴虚燥渴者须少量服用；用药期间忌食辛辣食物。

现代应用： 本方具有强壮身体的功效，能够增强免疫力，同时能镇惊。

人参

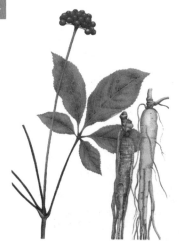

人参歌诀

人参味甘，大补元气，
生津止渴，调营养卫。

性味与归经： 性微温，味甘、微苦；归肺、脾、心经。

功效与主治： 大补元气，健脾益肺，生津止渴，安神益智。能复脉固脱，是急重症的要药，对大病初愈者有疗效。

建议用量： 3～10克。

地黄羊脂煎

调理产妇产后的饮食。

羊脂二斤，生姜汁五升，生地黄汁一斗，白蜜五升。

先将生地黄汁煎至五升，接着放入羊脂合煎减去一半，加入生姜汁再次煎减一次，与白蜜一道放入铜器中，煎成饴糖状即成。每次取鸡蛋大小，投入热酒中服用，一日三次。

羊肉黄芪汤

治疗产后虚乏，补益身体。

羊肉三斤，黄芪三两，大枣三十枚，茯苓、甘草、当归、桂心、芍药、麦门冬、生地黄各一两。

将以上十味药研细，用二斗水煮羊肉，得汤汁一斗，去掉羊肉，加入药物，煎取汁水三升，去渣。分作三次服用，一日三次。

羊肉汤

治疗产后虚弱喘乏，腹中绞痛，自汗。

肥羊肉（去脂）三斤，当归一两，桂心、甘草各二两，生姜、芍药各四两，川芎三两，生地黄五两。

将八味药研细，用一斗半水煮羊肉，取汤七升，去掉羊肉后，放入药物，煮取药汁三升，去掉药渣。分作三次服，病未痊愈重做再服。

薤白汤

主治产后胸中烦热逆气。

薤白、甘草、人参、半夏、知母各二两，瓜蒌根三两，石膏四两，麦门冬半升。

将以上八味药研细，加入一斗三升水，煮取汁水四升后去渣。白天三次，晚上两次，分五次服。如果热得厉害，再加石膏、知母各一两。

蜀漆汤

治疗产后虚热，骨节疼痛，心胸烦满，头痛壮热（发热时热势壮盛，类似疟疾症状，申时尤其厉害）。

蜀漆叶、甘草、桂心、黄芩各一两，黄芪五两，生地黄一斤，知母、芍药各二两。

以上八味药切后加水一斗，煮取药汁三升，分三次服，能治寒邪热疾，不伤人。

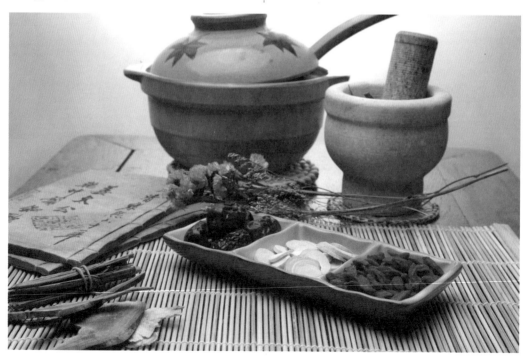

知母汤

功效与主治

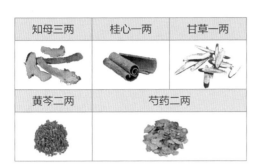

知母三两	桂心一两	甘草一两
黄芩二两	芍药二两	

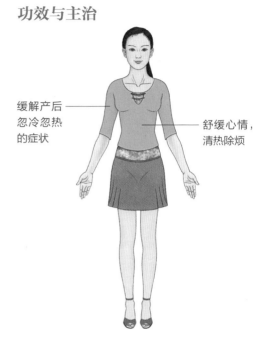

缓解产后忽冷忽热的症状

舒缓心情，清热除烦

煎服方法：以上五味药研细，加入五升水，取汁水两升半，分三次服用。另一方中加生地黄，不用桂心。

服药禁忌：用药期间忌食辛辣、刺激食物；本方有少许滑肠功效，脾虚便溏者慎用。

现代应用：本方具有强烈的杀菌作用，可防治产后多种感染性疾病。

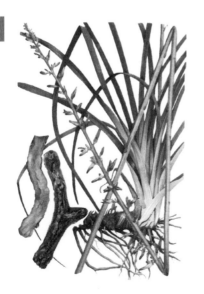

知母

知母歌诀

知母性寒，热渴能除，
骨蒸有汗，痰咳皆舒。

性味与归经：性寒，味苦、甘；归肺、胃、肾经。

功效与主治：清热泻火，滋阴润燥。本品对热病烦渴、肺热燥咳均有疗效，对肠燥便秘也有很好的治疗作用。

建议用量：6~12克。

产后中风方
祛除产后外感风寒

凡是产后患各种风证，以及身体出现角弓反张的，用的药物皆应忌毒性，只适宜单独进食一两味，不能发大汗，尤其忌转用泻药、吐痢的药，否则可致人死亡。

独活汤

治产后外感风邪，口噤不能言语。

独活、生姜各五两，防风、白术、甘草、秦艽、桂心、当归、附子各二两，葛根三两，防己一两。

将以上十一味药研细，加水一斗两升，煮取药汁三升，去渣后分三次服。

防风汤

治疗产后外感风邪，背急短气。

防风、葛根、独活各五两，人参、甘草、当归、芍药、干姜各二两。

将以上八味药研细，加水九升后，煮取药汁三升，去渣分三次服，一日三次。

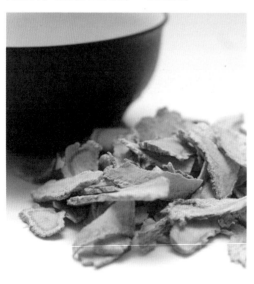

独活酒

治产后外感风邪。

独活一两，秦艽五两，桂心三两。

将以上三味药切细后，加酒一斗半浸泡三日，最先饮用五合，后加至一升，随性服用，不可多服。

三物黄芩汤

黄芩、苦参各二两，生地黄四两。

将以上三味药研细，加入八升水，煮取药汁两升后去渣。等温度适宜后进服一升，一日两次，服后多会下虫或吐。

葛根汤

治疗产后中风、麻木不仁、气息急迫、口不能言、痉挛、眩晕困顿。

葛根、生姜各六两，当归三两，独活四两，甘草、茯苓、川芎、石膏、桂心、人参、白术、防风各二两。

以上十二味药研细，加水一斗两升，煮取三升药汁，一日分三次服用。

甘草汤

治疗蓐风，背部强硬僵直而不能转动，又名风痉。

甘草、麦门冬、生地黄、麻黄各二两，杏仁五十枚，黄芩、川芎、瓜蒌根各三两，葛根半斤。

将以上九味药切细，用一斗五升水、五升酒合煮葛根，去渣取汁水八升，放入其余药物后煮取药汁三升，去渣分两次服用。一剂不愈，再服一剂更好。

防风汤

功效与主治

防风五两	葛根五两	独活五两	人参二两
甘草二两	当归二两	芍药二两	干姜二两

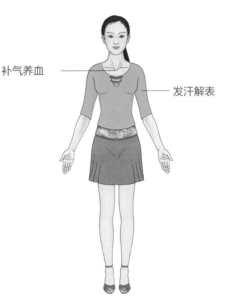

补气养血

发汗解表

煎服方法： 将以上八味药研细，加水九升后煮取药汁三升，去渣分三次服，一日三次。

服药禁忌： 本药方药性略微偏温，热病风动者慎用；用药期间忌食生冷、辛辣食物。

现代应用： 本药方具有解热消炎的作用，对外感风寒也具有疗效。

防风

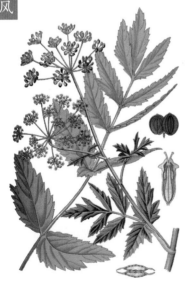

防风歌诀

防风甘温，能除头晕，
骨节痹疼，诸风口噤。

性味与归经： 性微温，味甘、辛；归膀胱、肝、脾经。

功效与主治： 祛风解表，胜湿止痛。主治外感风寒，对风湿痹痛、风疹瘙痒以及破伤风亦有较好的治疗功效。

建议用量： 3～10克。

产后心腹痛方
治疗产后心腹痛

产后心腹痛多与气血瘀阻有关，本篇主要介绍可缓解产后心痛、腹痛的方剂。

当归汤

治疗妇女寒疝，症见腹中拘急疼痛，恶寒肢冷，出冷汗，甚至手足麻木、遍体疼痛、虚劳不足，类似产后腹绞痛。

当归、芍药各二两，羊肉一斤，生姜五两。

以上四味药切细，用八升水煮熟羊肉，用羊肉汁煎药取药，汁两升，进服七合，每日三次。

芍药汤

治疗产后小腹疼痛难忍。

芍药六两，甘草二两，胶饴八两，桂心、生姜各三两，大枣十二枚。

以上除胶饴外的五味药研细，加七升水煮取四升汁水，去渣后放进胶饴并让其烊化，一日分三次服。

蜀椒汤

治疗过度寒冷导致的产后心痛。

蜀椒二合，甘草、桂心、当归、半夏、人参、茯苓各二两，白蜜一升，芍药一两，生姜汁五合。

以上除白蜜、生姜汁外的八味药研细，先加九升水煮蜀椒，煮沸后放入除白蜜、生姜汁外的其余七味药，取药汁两升半，去渣，然后倒入生姜汁和白蜜煎取三升。禁吃冷食，一次服五合，后渐渐加至六合。

吴茱萸汤

治疗妇女先有寒冷、呕吐或饭量小、心腹刺痛、胸中满痛、发肿、发冷或下痢、呼吸软弱欲绝，产后更加严重等。

吴茱萸二两，生地黄十八铢，防风、甘草、细辛、干姜、桔梗、当归各十二铢。

将以上八味药研细，加四升水煮取一升半药汁，去渣后，分两次服。

蒲黄汤

治疗产后杂病，如头痛、胸中少气、余血未尽、腹痛以及腹中极度胀满。

蒲黄五两，芒硝、川芎、桂心各一两，生姜、生地黄各五两，桃仁二十枚，大枣十五枚。

将除芒硝外的七味药研细，加九升水煮取两升半汁水，去渣再放入芒硝。一日分三次服用，效果良好。

内补川芎汤

治疗妇女产后虚弱、腹中绞痛、崩伤过多、身体虚竭。

川芎、生地黄各四两，甘草、干姜各三两，桂心二两，芍药五两，大枣四十枚。

将七味药切细，加一斗两升水煮取三升药汁，去渣后，一日分三次服用，不愈可再服一二剂。如果体内有寒、有微泻，再加附子三两。

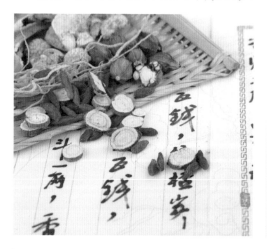

吴茱萸汤

功效与主治

吴茱萸 二两	生地黄 十八铢	防风 十二铢	甘草 十二铢
细辛 十二铢	干姜 十二铢	桔梗 十二铢	当归 十二铢

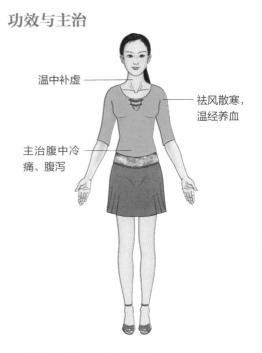

温中补虚

祛风散寒,
温经养血

主治腹中冷
痛、腹泻

妇幼疾病

煎服方法: 将以上八味药研细,加四升水,煮取一升半药汁,去渣后,分两次服。

服药禁忌: 本方偏辛热,阴虚有热者应遵医嘱服。

现代应用: 本方有明显镇痛作用,对胃溃疡所致的胃痛具有明显疗效。

吴茱萸

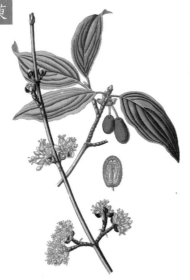

吴茱萸歌诀

吴萸辛热,能调疝气,
脐腹寒疼,酸水能治。

性味与归经: 性热,味辛、苦;归肝、脾、胃、肾经。

功效与主治: 散寒止痛,降逆止呕。本品辛散苦泄,擅长散寒止痛,对于胃寒所致的疼痛、呕吐具有疗效。

建议用量: 1.5~4.5克。

恶露不尽、下痢、淋渴方
促进产后恢复

产妇分娩后，由于气血耗损，血淤气滞，易引起腹痛、下痢等种种不适。以下介绍一些治疗产后不适的方剂。

泽兰汤

治疗产后恶露不尽，小腹急痛，腹痛不除，少气力，疼痛牵引至腰背。

泽兰、生地黄、当归各二两，生姜三两，芍药一两，甘草一两半，大枣十枚。

以上七味药研细，加九升水煮取三升药汁，一天分三次服。

甘草汤

治疗产后余血不尽，手脚逆冷，逆抢心胸，腹胀，唇干，气短力弱。

甘草、桂心、芍药、阿胶各三两，大黄四两。

上述除阿胶外的四味药研细，用一斗东流水煮取三升药汁，去渣再放入阿胶并烊化，分三次服。首次服下后，脸色立即变得红润。一天一夜吃完三升药，即会下一两升恶血，病可痊愈。

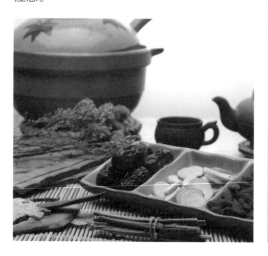

桂蜜汤

治产后余寒下痢，便赤血、脓血，一天数十次，腹中时时疼痛且下血。

蜂蜜一升，干姜、桂心、甘草、当归各二两，附子一两，赤石脂十两。

以上后六味药分别切细，加六升水煮取三升药汁，去渣后再放入蜂蜜煎一两沸。一天分三次服。

生地黄汤

治疗产后忽然感受寒热邪，下痢。

生地黄五两，淡竹叶（一作竹皮）两升，大枣二十枚，黄连、甘草、桂心各一两，赤石脂二两。

以上七味药切细，用一斗水煮竹叶，取七升汁水，去渣并放入余药后，煮取两升半。一天分三次服。

阿胶丸

治疗产后心腹绞痛，泄泻不止，虚冷，上吐下泻。

阿胶四两，人参、龙骨、桂心、甘草、黄连、当归、生地黄、白术、附子各二两。

以上后九味药捣成末，加蜜、烊化的阿胶制成梧桐子大小的丸。一日三次，用温酒送服二十丸。

滑石散

治疗产后淋。

滑石五两，车前子、通草、葵子各四两。

以上四味，捣制过筛取末。用酢浆水送服一方寸匙，后稍加至二匙。

生地黄汤

功效与主治

生地黄五两	淡竹叶两升	大枣二十枚	黄连一两
甘草一两	桂心一两	赤石脂二两	

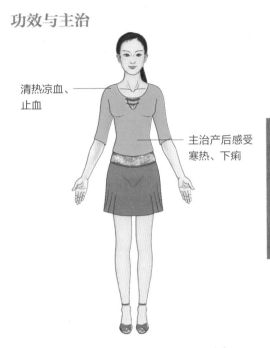

清热凉血、止血

主治产后感受寒热、下痢

煎服方法： 以上七味药研细，用一斗水煮竹叶，取七升汁水，去渣并放入余药后，煮取两升半。一天分三次服。

服药禁忌： 服药期间忌食生冷、辛辣、油腻食物。

现代应用： 本方有较强的抗炎、止泻功效，对多种腹泻均有疗效。

生地黄

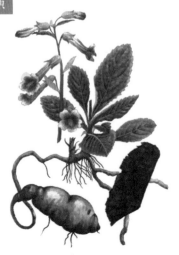

生地黄歌诀

生地微寒，能消温热，
骨蒸烦劳，养阴凉血。

性味与归经： 性寒，味甘、苦；归心、肝、肾经。

功效与主治： 清热凉血，滋阴生津。本品主治阴虚内热、肠燥便秘、吐血衄血。

建议用量： 10~30克。

产后补益方
调理产妇身体虚弱

小五石泽兰丸

治疗产后饮食减少，面无光泽、血色，劳冷虚损，腹中发冷、疼痛、呼吸少气、无力，月经不调。

龙骨、苁蓉、桂心、紫石英、钟乳、矾石各一两半，当归、甘草、白石英、赤石脂各四十二铢，石膏、阳起石、干姜各二两，薰本、柏子仁各一两，泽兰二两六铢，白术、人参、蜀椒、芍药、厚朴、山茱萸各三十铢，芜荑十八铢。

以上二十三味药研成末，用蜜调成如梧桐子大的丸。每日三次，每次用酒送服二十丸，逐渐加至三十丸。

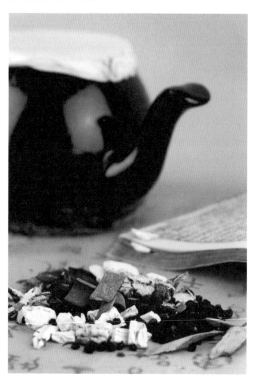

增损泽兰丸

治疗产后百病，补益虚劳，调理血气。

泽兰、当归、甘草、川芎各四十二铢，生地黄、柏子仁、石斛各三十六铢，白术、桂心、麦门冬、白芷、附子、干姜、细辛各一两，薰本、厚朴、芜荑各半两，人参、防风、牛膝各三十铢。

以上二十味药研成末，加蜜调成如梧桐子大的丸。空腹用酒服下十五丸至二十丸。

白芷丸

治疗产后出血过多，面目脱色，崩中伤损，虚竭少气，腹中疼痛。

白芷五两，干姜、当归、续断、阿胶各三两，生地黄四两，附子一两。

以上除阿胶外的六味药研成末，加蜜、烊化的阿胶调成如梧桐子大的丸，每日四五次，每次用酒送服二十丸。当归可用川芎代替；加蒲黄一两，效果更好；续断可用大蓟根代替。

大补益当归丸

治疗产后虚弱、胸中少气，腹中拘急疼痛，有时引至腰背，或下血过多甚至血流不止，昼夜不能入眠，虚竭乏气，以及崩中，口唇干燥，面目无色。也治男子伤绝，或从高处堕下，内脏虚弱引起吐血、内伤及金疮伤等。

当归、干姜、续断、阿胶、穿芎、甘草各四两，桂心、芍药各二两，附子、白术、吴茱萸、白芷各三两，生地黄十两。

以上除阿胶外的十二味药研成末，加蜜、烊化的阿胶调成如梧桐子大的丸。白日三次，夜间一次，每次用酒送服二十丸。如药效不明显，加到五十丸。如有真蒲黄，最好加一升。

白芷丸

功效与主治

白芷五两	干姜三两	当归三两	续断三两
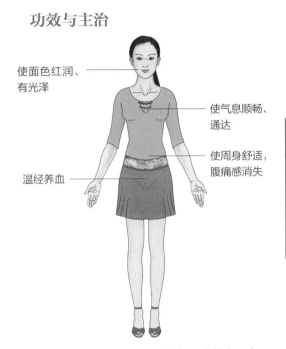			
阿胶三两	生地黄四两	附子一两	

使面色红润、有光泽

使气息顺畅、通达

使周身舒适，腹痛感消失

温经养血

煎服方法： 以上除阿胶外的六味药均研成末状，加入蜂蜜、烊化的阿胶调成如梧桐子大的丸，每日四五次，每次用酒送服二十丸。

服药禁忌： 阴虚血热、大便泄泻者慎用。

现代应用： 本方中当归所含的挥发油可以使子宫收缩加强，有很好的止血作用，对产后出血不止有疗效。

干姜

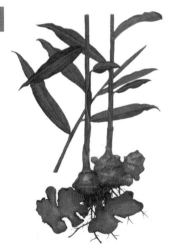

干姜歌诀

干姜味辛，表解风寒，
炮苦逐冷，虚寒尤堪。

性味与归经： 性热，味辛；归心、脾、肺、肾经。

功效与主治： 温中散寒，回阳通脉。本品主治脾胃寒冷所致的腹泻、呕吐、腹痛等症，对于寒饮咳喘亦有疗效。

建议用量： 3～10克。

下乳方
治疗产后母乳不通

鲫鱼汤

下乳汁。

鲫鱼长七寸，漏芦八两，猪脂半斤，石钟乳八两。

以上四味药分别切细，鱼、猪脂不需要洗，用一斗两升清酒一起煮，鱼熟后去渣即成，温度适宜时，分成五次送服，乳汁即下。服药后间隔一会儿还可再服一次，使药力相续。

治乳中无汁。

石钟乳四两，漏芦三两，通草、瓜蒌根各五两，甘草二两（一方不用）。

以上五味药分别切细，用一升水煮取三升，分三次服。一说用瓜蒌实一枚。

漏芦汤

治产妇没有乳汁。

漏芦、通草各二两，黍米一升，石钟乳一两。

以上四味药分别切细，用米泔浸一夜，打碎磨细后取汁三升，煮药三沸后去渣，慢慢服下，一天服完。

石膏汤

治产妇无乳汁。

石膏四两，研为末，用两升水煮三沸，慢慢服，一日服完。

漏芦汤

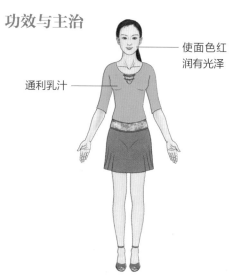

通草二两	黍米一升
石钟乳一两	漏芦二两

功效与主治

使面色红润有光泽

通利乳汁

煎服方法： 以上四味药均研细，用米泔浸一夜，磨细取汁三升，煮药三沸后去渣服下，一天服完。

服药禁忌： 服药期间忌食辛辣、油腻食物。

现代应用： 本方对女性产后乳汁不下具有很好的调治作用。

赤白带下、崩中、漏下方
妇科病妙方

诸方提到过妇女的三十六种疾病，包括三种痼疾不通、五种伤病、七种害病、九种痛症、和十二种癥瘕（现作症瘕）。三种痼疾不通：一是绝产乳，二是羸瘦不生肌肤，三是月经闭塞。五种伤病：一是心痛牵引到脊背痛，二是两肋支撑胀满痛，三是邪恶泄利，四是气郁结不通，五是前后痼寒。七种害病：一是小腹急坚痛，二是感受了寒热痛，三是阴道疼痛不通利，四是月经时多时少，五是子门不端引起背痛，六是脏不仁，七是呕吐不已。九种痛症：一是寒冷痛，二是阴中淋漓痛，三是气满痛，四是阴中伤痛，五是胁下皮肤痛，六是小便作痛，七是汁从阴中流出如有虫啮痛，八是经来时腹中痛，九是腰胯痛。十二种癥瘕：即流下的恶物，一是如膏的形状，二是如凝血，三是如同米泔，四是如赤色的肉，五是如月经时前时后，六是如水一样的清血，七是如葵羹，八是如黑色的血，九是如豆汁，十是如紫色的汁，十一是如脓痂，十二是月经周期不对应。病有异同，要根据具体的情况来治疗。

白石脂丸

治妇女三十六疾，胞中疼痛，漏下赤白。

白石脂、禹馀粮、乌贼骨、牡蛎各十八铢，赤石脂、芍药、黄连、干姜、龙骨、生地黄、桂心、石韦、黄芩、细辛、钟乳、白蔹、附子、当归、白芷、川芎、蜀椒、甘草各半两。

以上二十二味药研末，加蜜调成如梧桐子大的丸。每日两次，空腹用酒送服十五丸。一方可加黄柏半两。

白芍

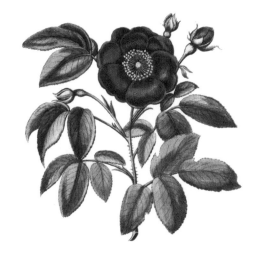

白芍歌诀

白芍酸寒，能收能补，
泻痢腹痛，虚寒勿与。

性味与归经： 性微寒，味苦、酸、甘；归肝、脾经。

功效与主治： 养血敛阴，柔肝止痛，平抑肝阳。主治肝血亏虚、月经不调，以及肝阳上亢所致的头痛眩晕之症。

建议用量： 5~15克。

月经不通方
调经止痛的常用方剂

桃仁汤

治疗妇女月经不通。

桃仁、射干、土瓜根、朴硝、牡丹皮、黄芩各三两，牛膝、桂心各二两，大黄、芍药、柴胡各四两，水蛭、虻虫各七十枚。

以上十三味药分别切细，用水九升煮取两升半，去渣后分成三次服。

芒硝汤

治疗月经不通。

芒硝、芍药、当归、土瓜根、丹砂末、水蛭各二两，大黄三两，桃仁一升。

以上八味药分别研细，用水九升熬取三升，去渣后加入丹砂、芒硝，分三次服。

治疗心腹绞痛欲死，月经不通。

大黄、当归、芍药各三两，栀子十四枚，生地黄、吴茱萸、川芎、虻虫、干姜、水蛭各二两，甘草、细辛、桂心各一两，桃仁一升。

以上十四味药分别研细，用水一斗五升，

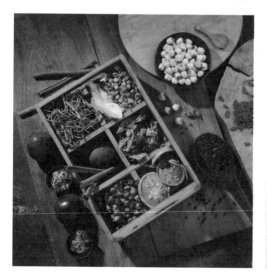

熬取五升汁水，分五次服。一方中另有麻子仁、牛膝各三两。

鸡鸣紫丸

治疗妇人癥瘕积聚。

皂荚一分，阿胶六分，藜芦、杏仁、乌喙、干姜、桂心、甘草、矾石、巴豆各二分，前胡、人参各四分，代赭五分，大黄八分。

以上除阿胶外十三味药研末，加蜜、烊化的阿胶调成如梧桐子大的丸。每次在鸡鸣时服一丸，每日加服一丸，到五丸为止，完成后又从一丸开始，循环往复。流下呈白色的恶物，是有风；恶物呈青微黄的，是有心腹病；恶物呈赤色的，是有癥瘕。

牡蛎丸

治疗经闭不通，不思饮食。

牡蛎四两，干姜三两，大黄一斤，蜀椒十两，柴胡五两，水蛭、虻虫各半两，川芎、茯苓各二两半，葶苈子、芒硝、杏仁各五合，桃仁七十枚。

以上十三味药研末，加蜜调成如梧桐子大的丸。每日三次，每次七丸。

当归丸

治疗腰腹痛，月经不通。

当归、川芎各四两，人参、土瓜根、牡蛎、水蛭各二两，丹参、虻虫、乌头、干漆各一两，桃仁五十枚。

以上十一味药研末，加白蜜调成如梧桐子大的丸。每日三次，每次用酒送服三丸。

芒硝汤

功效与主治

芒硝二两	芍药二两	当归二两	土瓜根二两
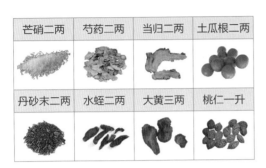			
丹砂末二两	水蛭二两	大黄三两	桃仁一升

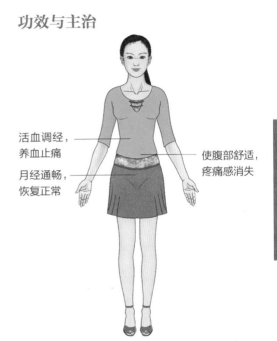

活血调经，
养血止痛

月经通畅，
恢复正常

使腹部舒适，
疼痛感消失

煎服方法： 以上八味药分别研细，用水九升熬取三升，去渣后加入丹砂、芒硝，分三次服。

服药禁忌： 方剂中的丹砂有毒，内服时要限量，且不可长期服用，孕妇及肝功能不全者忌用。

现代应用： 对女性月经不调具有改善、治疗作用。

当归

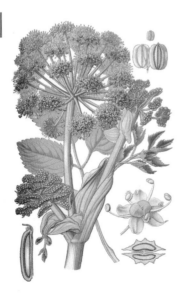

当归歌诀

当归甘温，生血补心，
扶虚益损，逐瘀生新。

性味与归经： 性温，味甘、辛。归心、脾、肝经。

功效与主治： 补血调经，活血止痛。主治各种血症，对女性月经不调、痛经、闭经以及跌打损伤、疮疡痈肿均有疗效。

建议用量： 5~15克。

85

初生出腹
新生儿护理

小儿刚生下来，在发啼声之前，赶紧用棉布缠住其手指，拭去其口中和舌上如青泥样的恶血，称为玉衡；如不赶紧拭去，等啼声一发，恶物便会被吞入腹中而滋生百病。由于难产少气的原因，如果小儿生下来不作声，可向后捋捋其脐带，让气吸入腹内并呵他上百次，或用葱白慢慢"鞭打"他，便立即会有啼声。小儿一生下来应立即举起，否则易使他感受寒邪，以致腹中如雷鸣。同时要先洗身，然后才能断脐带。反之如果先断脐带后洗身，脐中中水，就会诱发腹痛。小儿要及时断脐，因为如果捋汁不尽，会让暖气慢慢衰微而寒气自生，而患脐风。脐带断后，应赶紧剔除其多有虫的连脐一节，否则，虫进入腹中会滋生疾病。新生儿最好不用新帛布来包裹，过去传统的做法是生男孩，则用他父亲的旧衣服包裹，生女孩则用母亲的旧衣服包裹。婴儿穿绵帛衣物，最忌又

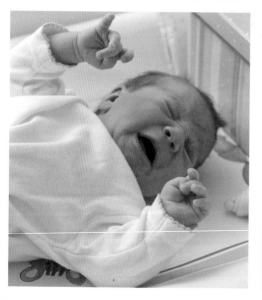

厚又热，如果衣物过厚，则会伤及婴儿皮肤和血脉，以致患杂疮发黄；因小儿肌肤还未生长坚实，如果衣物过暖就会使筋骨缓弱。凡是小儿初生，皆应穿上旧棉衣，时常接受阳光照射和微风吹拂，避免肌肤脆弱和中伤。在风和日丽的日子，母亲和孩子到阳光下嬉戏，接受风吹日晒，孩子就会血凝气刚、肌肉坚实，同时不容易生病。反之，如果经常将孩子藏在帏帐之中，穿厚重的衣物，不见风日，其身体则会娇弱，不能抵抗风寒的侵袭。

裹脐的方法：冬季寒冷时应关闭窗户，放下帐子，燃起炉火让帐中温暖，然后用半寸厚的新棉布或帛布等裹好小儿，抱在四寸见方、柔和、捶治过的白练上，松紧合适，因为过紧，小儿会呕吐。如果裹脐十多日见小儿怒啼，像衣服中有刺，那或许就是脐带干燥刺在腹上了，此时应当解开，换上衣物另行包裹，冬季寒冷时换衣服也要注意保暖防风，再用温粉扑身。小儿生后二十天，便可解开白练看一下脐带，如果脐未痊愈，可烧绛帛灰擦拭。如果过一月不愈，并且脐处有液状分泌物，应烧蛤蟆灰扑在上面，一天三四次。如果肚脐中水或中冷，小儿腹中绞痛，啼哭不止，屈曲拘急，面目青黑，或大便很清，应当灸粉絮来熨。如果不及时护治而使肚脐发肿的，应灵活施治：轻的只有液态分泌物流出，脐处肿得不大，时常啼叫的，用捣成末的胡粉和当归敷，天天以灸絮熨脐，到第一百天即可痊愈，或以小儿停止啼哭为痊愈标志；重的用艾灸，可灸八九十壮（每灸一个艾炷，称为一壮）。

艾灸法治疗小儿腹泻

由于初生的宝宝消化器官尚未完全发育成熟，消化能力较弱，因此极容易发生腹泻。在此，我们特别介绍治疗小儿腹泻的艾灸疗法，父母可以据此为生病的宝宝进行简单治疗。

精确取穴

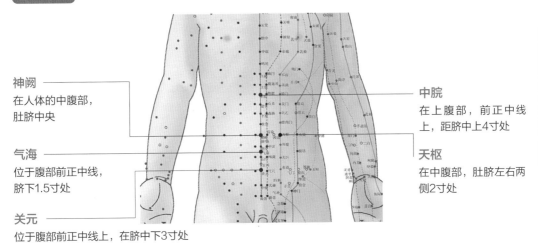

神阙
在人体的中腹部，肚脐中央

气海
位于腹部前正中线，脐下1.5寸处

关元
位于腹部前正中线上，在脐中下3寸处

中脘
在上腹部，前正中线上，距脐中上4寸处

天枢
在中腹部，肚脐左右两侧2寸处

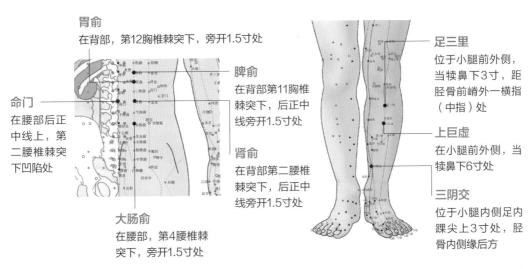

胃俞
在背部，第12胸椎棘突下，旁开1.5寸处

脾俞
在背部第11胸椎棘突下，后正中线旁开1.5寸处

肾俞
在背部第二腰椎棘突下，后正中线旁开1.5寸处

命门
在腰部后正中线上，第二腰椎棘突下凹陷处

大肠俞
在腰部，第4腰椎棘突下，旁开1.5寸处

足三里
位于小腿前外侧，当犊鼻下3寸，距胫骨前嵴外一横指（中指）处

上巨虚
在小腿前外侧，当犊鼻下6寸处

三阴交
位于小腿内侧足内踝尖上3寸处，胫骨内侧缘后方

艾灸顺序：	俯卧	➡	侧卧	➡	仰卧
风寒腹泻	大肠俞		中脘→神阙→天枢→足三里→上巨虚		中极→子宫
脾虚腹泻	脾俞→胃俞→大肠俞		中脘→天枢→足三里→上巨虚→三阴交		章门→关元→中极→子宫
肾阳虚腹泻	命门→肾俞→大肠俞		天枢→气海→关元→足三里→上巨虚		

惊痫方
治疗小儿癫痫

痫病，是小儿的恶病，如果医治不及时，容易影响正常生活。然而气发于体内，任何病前期都会有征兆，想要捕捉到，就应经常观察小儿的精神状态。

痫病的证候有：眼睛不明，眼睛上视；口鼻干燥，大小便不利；手白肉鱼际脉黑的，有水湿；鱼际脉呈赤色的，受热；脉象青大的，受寒；脉象青细的，为平脉。身体发热，目视不明，吐痢不止，厥痛时起；爱打呵欠，眼睛上视；身体发热，小便困难；睡梦发笑，手足摇动；身体发热，眼睛不时直视；咽乳不利。

见到以上各种痫病初发时的症状，就用力掐小儿阳脉中那些应当艾灸的地方，包括脚上绝脉，使小儿突然啼哭，同时配合服用汤药。

大黄汤

治疗小儿风痫、屈曲腹痛、积聚和二十五痫。

大黄、干姜、人参、当归、柑皮、细辛各三铢。

以上六味药研细，加一升水煮取四合药汁，一日三次，每次服如枣子大小。

龙胆汤

治婴儿初生时四肢惊厥，寒热温壮，血脉盛实，大呕吐及发热的；如果已能进食，害食

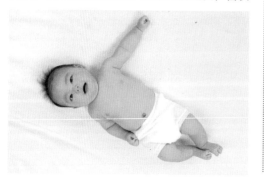

实不消，壮热及变蒸不消和各种惊痫。小儿龙胆汤是婴儿的药方，十岁以下皆可服用。

龙胆、黄芩、茯苓（一方作茯神）、桔梗、钓藤皮、芍药、柴胡、甘草各六铢，大黄一两，蜣螂二枚。

以上十味药研细，加一升水煮取五合药汁。药有虚有实，虚药宜饮足合数的药水。初生一天到七天的小儿，分三次服用一合；初生八天到十五天的小儿，分三次服用一合半。

五物甘草生摩膏

治疗新生儿及小儿中风，手足惊厥，或因肌肤幼弱，易中风邪，身体壮热。

防风、甘草各一两，雷丸二两半，白术、桔梗各二十铢。

将以上药切细，与未沾水的一斤猪脂煎成膏，在微火上煎成稠浊状药膏，去渣后取一枚如弹丸大，炙后再用手抹几百遍，热者转寒，寒者转热。即使是无病的小儿，早起常在手足心及囟门上抹上膏，也能避寒风。

灸法

如果新生儿没有疾病，最好不要用针灸，如果用针灸，定会惊动小儿的五脉，容易诱发痫病。如确有惊痫，可用以下方法：痫病在夜半时发作的，病在足少阴；在夜深人静时发作的，病在足阳明；在黄昏发作的，病在足太阴；在日中发作的，病在足太阳；在晨朝发作的，病在足厥阴；在早旦发作的，病在足厥阴；在早晨发作的，病在足少阳。

大黄汤

功效与主治

大黄三铢	干姜三铢	人参三铢
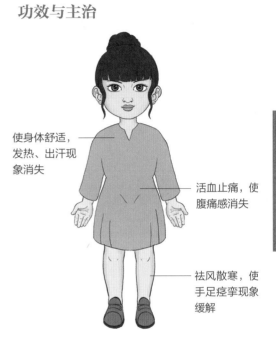		
当归三铢	柑皮三铢	细辛三铢

使身体舒适，
发热、出汗现
象消失

活血止痛，使
腹痛感消失

祛风散寒，使
手足痉挛现象
缓解

煎服方法：以上六味药研细，加一升水煮取四合药汁，一日服三次。

服药禁忌：用药期间忌食生冷食物。

现代应用：本药方具有较强的杀菌抗炎作用，对流行性感冒病毒亦有一定的抑制作用。

细辛

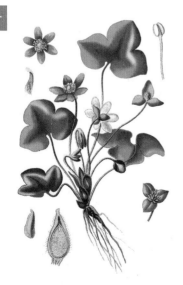

细辛歌诀

细辛辛温，少阴头痛，
利窍通关，风湿皆用。

性味与归经：性温，味辛；归心、肺、肾经。

功效与主治：解表散寒，祛风止痛。主治风寒感冒，对头痛、牙痛、风湿痹痛亦有疗效。

建议用量：1~3克。

伤寒咳嗽方
治疗小儿风寒咳嗽

小儿未经历过霜雪，就不会生伤寒病。但是若不按自然运行的节气规律，人也会受伤害。在病疫流行的时节，小儿一生下来就患有斑的，和大人一样按照流行性疾病的方案治疗，不过用药量稍有不同，药性稍冷而已。

芍药四物解肌汤

治小儿伤寒。

芍药、升麻、葛根、黄芩各半两。

以上四味药研细，加三升水煮取九合药汁，去渣后分两次服，一周岁以上的分三次服。

麦门冬汤

治小儿未满百日而伤寒，小儿身体发热，鼻中流血，呕逆。

麦门冬十八铢，桂心八铢，甘草、石膏、寒水石各半两。

以上五味药研细，加两升半水煮取一升药汁，一日三次，分服一合。

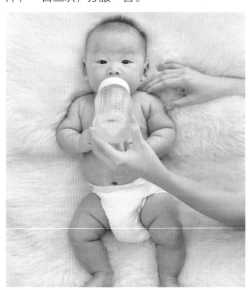

桂枝汤

治疗小儿出生十天至五十天，突然昼夜不停地顿咳、呕逆、吐乳汁。

桂枝半两，紫菀十八铢，麦门冬一两十八铢，甘草二两半。

以上四味药研细，用水两升煮取半升药汁，一夜四五次，用棉布沾药汁滴入小孩的口中，同时减少喂奶。

四物款冬丸

治疗小儿一开始时咳嗽不停，甚至不能啼哭，昼轻夜重。

款冬花、紫菀各一两半，伏龙肝六铢，桂心半两。

以上四味药研末，加蜜调成泥，每日三次，各取一粒如枣核大的敷在母亲乳头上，让小儿吸乳时慢慢服下。

麻黄汤

治疗恶风侵犯小儿，致喘气时肩部起伏，呼吸不安宁。

麻黄四两，生姜、半夏各二两，桂心五寸，甘草一两，五味子半升。

以上六味药切细，用水五升煮取两升药汁，百日内的孩子每次服一合，其余根据孩子的大小斟酌用量，就会痊愈。

八味生姜煎

治疗小儿轻微咳嗽。

生姜七两，干姜四两，紫菀、款冬花、甘草各三两，杏仁一升，桂心二两。

以上八味研末，加蜜，用微火煎成饴脯状，百日内的小儿每日四五次，每次含化一枚如枣核大。

麻黄汤

功效与主治

麻黄四两	生姜二两	半夏二两
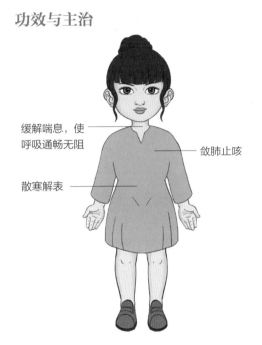		
桂心五寸	甘草一两	五味子半升

缓解喘息，使呼吸通畅无阻

敛肺止咳

散寒解表

煎服方法：以上六味药研细，用水五升煮取两升药汁，百日内的宝宝每次服一合，其余根据宝宝的大小斟酌用量，就会痊愈。

服药禁忌：用药期间忌食生冷、油腻的食物。

现代应用：本方对小儿支气管炎、肺炎所致的咳喘均有疗效。

麻黄

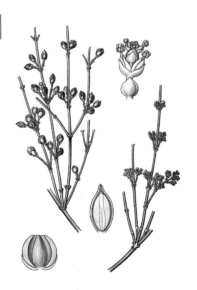

麻黄歌诀

麻黄味辛，解表出汗，
身热头痛，风寒发散。

性味与归经：性温，味微苦、辛；归肺、膀胱经。

功效与主治：发汗解表，宣肺平喘。主治风寒感冒引起的咳嗽气喘，对水肿亦有治疗作用。

建议用量：3~10克。

胀满方
巧治小儿食欲不振

初生小儿，由于脏腑功能较弱，身形还未发育成熟，所以消化功能也要弱于成年人，消化不良、不爱吃饭的现象时有发生。在此总结了一些调理小儿肠胃、缓解食欲不振的处方。

地黄丸

治疗小儿不生肌肉，胃气不调，不爱吃饭。

生地黄、大黄各一两六铢，杏仁、当归、柴胡各半两，茯苓十八铢。

以上六味药研末，加蜜调成如麻子大的丸。每日三次，每次五丸。

藿香汤

治疗毒气使小儿腹胀，下痢，呕吐。

藿香一两，甘草半两，青竹茹半两，生姜三两。

以上四味药切细，用水两升煮取药汁八升，每日三次，每次一合。有热的加半两升麻。

地黄丸

功效与主治

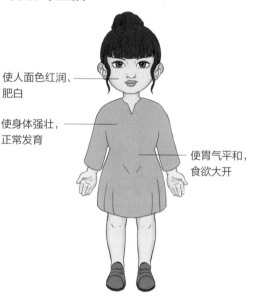

生地黄一两六铢	大黄一两六铢	杏仁半两
当归半两	柴胡半两	茯苓十八铢

使人面色红润、肥白

使身体强壮，正常发育

使胃气平和，食欲大开

煎服方法： 以上六味药研末，加蜜调成如麻子大的丸。每日三次，每次五丸。

服药禁忌： 服药期间忌食生冷；腹泻便溏者慎用。

现代应用： 本方能有效增强机体免疫力，还具有抗病毒、消炎的作用。

皮肤瘙痒调理方
治疗皮肤瘙痒症

皮肤瘙痒是小儿常见病之一，红肿、痛痒会使小儿大哭、饮食不佳。如果不及时治愈，还有可能留下疤痕，甚至危及生命。

治疗小儿半身甚至全身发红的处方：

甘草、牛膝各等份。

将以上两味药研细，用水八升煮三沸，去渣后与伏龙肝末一起敷患处。

治疗小儿头长疮的处方：

黄连二两，胡粉一两。

以上两味药研末，把疮洗干净除痂，擦干后抹上药末即可。复发则如前法抹用。

治疗小儿全身生疮的处方：

黄芩、芍药、黄连各三两，蛇床子一升，大黄二两，黄柏五两，苦参八两，拔葜一斤。

以上八味药研细，用水二斗煮取一斗，给小儿洗澡即可。

治疗小儿烧伤后全身长如麻豆大的疮，时痛时痒，有的还流脓的处方：

黄芩、芍药、白蔹、黄连、黄柏、甘草、苦参各半两。

以上七味药研末，加蜜调匀后，白日两次、夜间一次涂抹患处，也可调汤清洗患处。

治疗小儿全身长疮不愈的处方：

苦参八两，竹叶两升，王不留行、艾叶、独活、地榆、黄连各三两。

以上七味药研细，用水三斗煮取一斗药汁后洗疮，洗完后再涂抹黄连散。

治疗小儿皮肤病的民间小验方

病症表现	治疗方法
小儿身体红肿	将米粉熬黑后加水调和敷在患处
小儿不长头发	把鲫鱼烧灰，加酱汁调匀后抹患处
小儿生黄水疮	烧艾灰抹在疮上
小儿生疥疮	把胡粉和臭酥调匀后抹患处
小儿长湿癣	捣枸杞根成末，加腊月猪膏调和后涂抹患处
小儿生瘘疮	把桑根、乌羊角烧灰，一起调匀后抹患处
小儿随月死生的月蚀疮	将胡粉和醋和匀后抹疮，五天便能痊愈
小儿头面长疥疮	将五升麻子研末，加水调匀再绞取，最后加蜜调匀涂在疮上。想效果更好，也可加白猪的胆敷疮

小儿杂病方
常见病治疗方案杂谈

本篇总结了各种小儿常见病的治疗方法，以备急用。

治疗小儿鼻塞、流浊涕的处方：

附子、蜀椒、细辛各六铢，杏仁半两。

以上四味药研细，用醋五合浸一夜，第二天用猪脂五合煎至附子变黄，成膏后去渣冷却，每天两次，抹在棉花上塞入鼻中，并按摩鼻外。

治疗小儿呕吐的处方：

生乳、生姜汁各五合，以上两味药煎取药汁五合，分两次服。

治疗小儿脐红肿的处方：

猪颊车髓十八铢，杏仁半两。

以上两味药，先把杏仁研成脂状，调和髓后抹在脐中肿处。

治疗小儿重舌的处方：

研赤小豆为末，加醋抹在舌上。也可灸行间穴，即足大趾歧中穴，患儿几岁就灸几壮。

治疗小儿忽然壮热、不能吃奶，得喉颈毒肿的处方：

射干、升麻、大黄各一两。

将以上三味药切细，用水一升五合煮取药汁八合，一岁的孩子分五次服用，大孩子可斟酌加量，另将药渣敷在患处，凉即更换。

治疗小儿喉咙痛和大人咽喉不利，如果毒气过盛，则难以下咽的处方：

升麻、射干、生姜各二两，陈皮一两。

以上四味药研细，用水六升煮取药汁两升，去渣后分三次服。

治疗小儿脑门下陷的处方：

灸鸠尾骨端、足太阴经和肚脐上下各半寸

各一壮。

治治疗小儿喉痹的处方：

杏仁、桂心各半两。

以上两味药研末，用棉布裹如枣子大，然后含化即可。

治疗小儿小便不通的处方：

小麦一升，车前草（切）一升。

以上二味药，用水两升，煮取药汁一升二合，每日分三四次煮粥喝。

治疗小儿遗尿的处方：

桂心、龙胆、石韦、瞿麦、皂荚各半两，车前子一两六铢，鸡肠草、人参各一两。

以上八味药研末，加蜜调成如小豆的丸，每日三次，每次饭后五丸，可加至六七丸。

治疗小儿鼻塞、生息肉的处方：

细辛、通草各一两。

以上二味药捣末后，取如豆大的一粒，每日两次，把药用棉布裹住塞入鼻中。

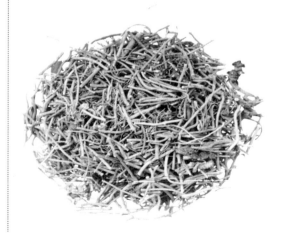

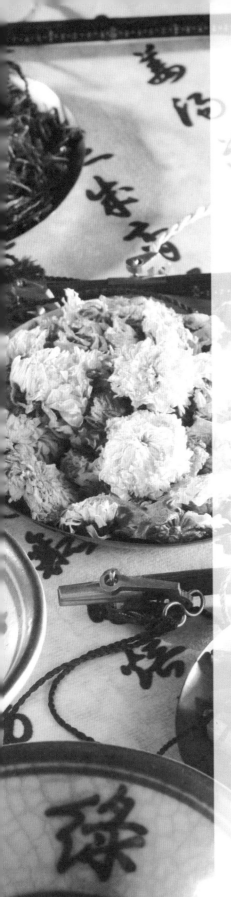

第三章

七窍病

本章对面部的眼、鼻、口、舌、唇、齿、耳等部位的常见病症进行了归纳总结，并对七窍生病的诱因和治疗方法做了较完整的介绍，可供患者按图索骥，查找适合自己病症的治疗方法，进行药物或针灸治疗。

眼病方
眼痛眼昏急救方

人到四五十岁，就会感觉到视力逐渐昏暗，而六十岁以后，有的甚至渐渐失明。若眼睛视物昏暗是因为肝中有风热，应灸肝俞，再服用几十剂除风的方药即可。眼中无病，只补肝即可；而如果眼中有病，则要敷石胆散药等。另未满五十岁的，可服泻肝汤；五十岁以后则不宜再服。

如果按照方法谨慎养护，到白头之时也不会患眼病，但如果年轻时不慎将息，到了四十岁，眼睛视物就会开始发昏。所以四十岁以后，需常闭目养神，没有要紧的事，不宜总是睁大眼睛，此乃护眼极要。养性的人要注意，导致眼睛失明的原因有很多，但主要有以下十六种：长期从事抄写工作、雕刻精细的艺术品等手工工作、经常生吃五种辛味食物、夜晚读细小的字、月下看书、吃喝时热气冲触眼睛、房劳过度、久居烟火之地、过多流泪、极目远望、长久地注视日月、常吃烫的面食、酗酒、夜晚常注视星星或灯火、无休止地赌棋、刺头而流血过多。另外，驰骋打猎而被风霜所侵、日夜不休地迎风追捕野兽等均是导致失明的间接因素，所以不要图一时之快而放纵自己，诱发痼疾！

黄帝问道："我曾经登上高台，在中间的阶梯后望，再匍匐前行，则因眩晕而惑乱不清。我觉得奇怪，就闭一会儿眼，再睁开来看，并安定心神、平息躁气以求镇静，但仍感到头晕目眩。于是披发久跪，放松精神，但当我又向下看时，仍旧眩晕不止。忽然这种现象却自动消失了，原因是什么呢？"

人眼全息图

《易经》认为，太极八卦可以对应人体，也可以对应人的眼睛。眼睛的不同部位按照阴阳八卦关系与身体其他部位对应。身体其他部位发生疾病，会在眼睛处有所表现。例如，根据八卦图，眼睛下部对应肾，对应水，属阴，人的腹部是阴气所聚，所以腹部有水气时，眼睛下方就会出现浮肿。

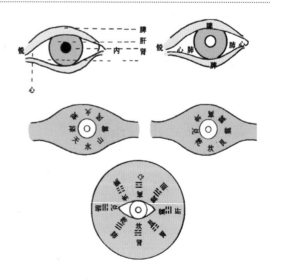

岐伯答说："人体五脏六腑的精气向上输注于眼睛，使眼睛能视物。脏腑的精气输注于眼窝；肌肉之精输注于上下眼睑；心之精输注于血络；骨中之精输注于瞳仁；气之精输注于眼白；筋之精输注于黑睛；囊括了骨、血、筋、气等的精气，眼睛与脉络合成为目系，向上连属于脑，向后出于颈部中间。所以如人体虚弱，又遇颈部中邪，邪气就会随眼系入脑，导致头晕，进而出现眼目眩晕的症状。当人过于疲劳时，便会意志紊乱，魂魄飞散。由于睛斜不正、精气分散，就会出现视物模糊、视一为二的视歧。五脏六腑的精华汇聚之处和营、卫、魂、魄经常潜伏的地方是眼目，而其视物的功能也来自神气的生养。心主管藏神，因此目能视物，主要还受心的支配。人的赤脉和白睛是阳脏精气所生，黑眼和瞳仁则是阴脏精气所生，阴阳精气相互传合，眼才能清晰视物。人在突然见

到异常的情景而精神散乱时，阴阳精气不能传合，就会魂魄不安，发生眩惑了。"

眼睛患病通常与脏腑息息相关，内脏的病情也会通过眼睛表现出来。眼睛呈黄色的，病因在脾脏；呈白色的，肺脏是病因；呈黑色的，病因在肾脏；呈红色的，心脏是病因；呈青色的，病因在肝脏；呈说不出的黄色的，病因在胸中。

对眼睛中发痛的赤脉进行诊断，通常可判定是由手少阳三焦经引起的，是从外往内的；足太阳膀胱经引起的，是从上往下的；足阳明胃经引起的，是从下往上的。

足太阳膀胱经通过颈项入于脑，属于目系。目、头痛时可灸其经，位于颈项中两筋之间，入脑后分行。阴、阳跷脉，阴阳之气上行并相会，然后阴气出而阳气入，相会于外眼角。如果阴气竭绝，人会入眠；阳气旺盛，就会睁大眼睛。

眼睛的经区划分

许多疾病的发生都会在眼睛上表现出来，这是因为眼睛与脏腑和经脉有着密切的联系。通过观察眼睛的变化了解自身健康，对身体保健有很大帮助。图中所示为眼睛的经区划分。

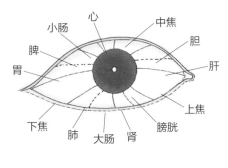

左眼

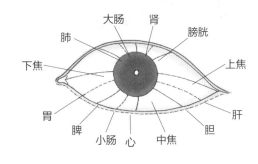

右眼

胆逆热气上行，移热于脑，导致鼻梁内感觉辛辣、恶浊的鼻涕下流不止，引起鼻渊，日久传变为鼻塞、目暗不明。

悬颅：足阳明胃经经由鼻两边入于面部，属口对，入目系。有损视力的可灸其经，补其不足，损其有余。若用反补泻之法则会更严重。

治疗稻麦芒等入目中的方：

用新布盖在眼上，拿生蛴螬在布上摩，芒即粘着布而出。

治疗砂石草木入目不出的方：

用鸡肝来灌眼。

治疗眼睛被外物所触伤而致青黑色的方：

将羊肉或猪肝煮热，不要太热，熨敷太阳穴或眼睑。

治疗眼睛疼痛而无法入睡的方：

傍晚时把新青布炙热，熨太阳穴或眼睑；将蒸熟的大豆装入布袋，保持温热枕着入睡。

补肝丸

治疗目暗，每次受寒即流泪，主要由于肝痹（由于筋痹不愈而邪气又内驻于肝）。主症为喝水多，小便频，腹大如怀孕，睡觉多惊，

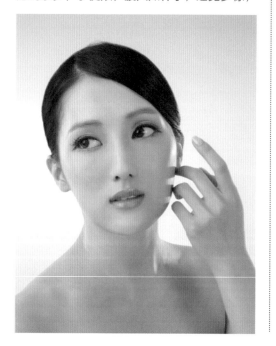

循肝经自上而下牵引小腹作痛的方：

两具兔肝，五味子十八铢，甘草半两，茯苓、生地黄、细辛、蕤仁、柏子仁、枸杞子各一两六铢，车前子二合，川芎、防风、薯蓣各一两，菟丝子一合。

以上十四味药均研末，调成如梧桐子大的蜜丸，每日两次，每次用酒送服二十丸，可加到四十丸。

泻肝汤方

治疗眼息肉（眼中胬肉从眼角横贯白睛，攀侵黑睛），迷蒙看不见物的方：

芍药、柴胡、大黄各四两，枳实、升麻、栀子仁、竹叶各二两，泽泻、黄芩、决明子、杏仁各三两。

以上十一味药切细，加水九升，熬取汤药两升七合，分三次服。体壮热重者，加大黄一两；年老瘦弱者，去大黄而加五两栀子仁。

大枣煎

治疗息肉急痛，目热眼角红，生赤脉侵睛，眼闭不开，像眼睛受芥子刺激而引起的一种不适感觉的方：

去皮核大枣七枚，淡竹叶（切）五合，黄连（碎）二两，以药棉裹住。

以上三味药，先用水两升熬竹叶，取汁液一升，澄清后得八合，再加黄连、大枣肉熬取四合，去渣澄净后细细地敷在眼角。

补肝散

治疗目失明迷蒙的方：

一具青羊肝，除去上膜切薄片，纳于擦拭干净的新瓦瓶子中，于炭火上炙烤至汁尽极干后研末；蓼子一合，炒香，决明子半升。

以上三味治择捣筛后做成散药，每日两次，饭后用粥送服方寸匕，可加至三匙，不要超过两剂。想夜读细书的，最好连续服一年。

大枣煎

功效与主治

淡竹叶五合	黄连二两
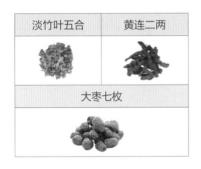	
大枣七枚	

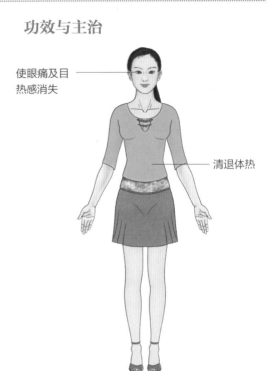

使眼痛及目热感消失

清退体热

煎服方法： 以上三味，先用两升水熬淡竹叶，取汁液一升，澄清后得八合，再加黄连、大枣肉熬取四合，去渣澄净后，细细地敷在眼角。

服药禁忌： 大枣煎水不要整颗放入锅中，掰开后煎煮药性更强。

现代应用： 对眼部各种炎症均有良好的消炎、消肿功效。

大枣

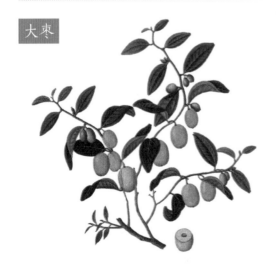

大枣歌诀

大枣味甘，调和百药，
益气养脾，中满休嚼。

性味与归经： 性温，味甘；归脾、胃、心经。

功效与主治： 补中益气，养血安神。本品对脾气虚弱所致的身体消瘦、倦怠乏力、大便溏稀均有疗效；另可治疗女性脏躁、失眠之症。

建议用量： 6~15克。

鼻病方
清除鼻病，通畅呼吸

治疗鼻流血不止的方：

栀子、生地黄、甘草各等份。

以上三味治择捣筛后做成散药，每日三次用酒送服方寸匕。如果鼻子感受了风热，可用葱汁把散药调成如梧桐子般大的丸药，服用五丸；如果鼻疼，则加一合豉。也可喝三升捣楮叶汁。另可灸四壮风府一穴或涌泉二穴各一百壮，至血止即可。

治鼻塞（冷风伤了肺气，鼻气不通，鼻腔堵塞的病症，又名鼻室），脑冷（冷风入侵脑部），项背、后头枕部冷痛，出清涕的方：

附子、细辛、桂心、甘草（或写作甘遂）、川芎各一两，辛夷、通草各半两。

以上七味药研末，加蜜调成如大麻子般大的蜜丸，拿药棉包住放到鼻中，塞住不要漏气，稍用力感觉有点痛，捣姜为丸即愈。拿白狗胆汁调和更好。

治疗由脏气虚、膈气伤或惊悸导致的衄血、吐血、溺血的方：

生竹皮一升，桂心、川芎、甘草、当归各一两，芍药、黄芩各二两。

以上七味药研细，先用水一斗来熬竹皮，减三升后再加余药，熬取汤药两升，分三次服用。

治疗齁鼻（鼻塞、流清涕，有息肉而呼吸困难）的方：

瓜蒂十四枚，矾石六铢，附子十一铢，藜芦六铢。

以上四味药分开捣筛后再合和，每日两次，用小竹管吹入鼻孔中，量像小豆般即可，然后用药棉塞住，以愈为度。《古今录验》载有加葶苈子半两。

治疗衄血的方：

伏龙肝（如鸡蛋大）两枚，桂心、干姜、白芷、吴茱萸、芍药、甘草各三两，生地黄六两，川芎一两，细辛六铢。

以上十味药研细，用酒七升、水三升熬取汤药三升，分三次服。

治疗劳热导致大便、口鼻出血，气急而血上攻心胸的方：

地骨皮五两，芍药、黄芩、生竹茹各三两，生地黄八两，蒲黄一升。

以上六味药研细，用水八升熬取汤药两升七合，分三次温服。

治疗鼻中生疮的方：

用乳汁或压烧核出的油来敷捣过的杏仁，涂于鼻内。

治疗鼻痛的方：

常用油或酥涂鼻内外。

治疗食物突然从鼻缩入脑中，痛又不出，不安心的方：

拿指头大的羊脂或牛脂，放到鼻中吸取，一会儿食物随脂消融而出。

治疗鼻涕不止方：

灸七壮鼻柱相平的位置与鼻两孔。

治鼻中息肉的方：

灸三百壮上星穴（正对鼻入发际一寸处），再各灸夹对上星两旁相距三寸处一百壮。

治疗衄血方

功效与主治

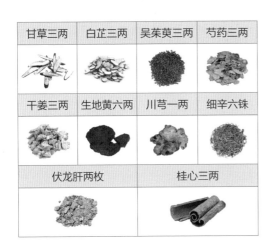

甘草三两	白芷三两	吴茱萸三两	芍药三两
干姜三两	生地黄六两	川芎一两	细辛六铢
伏龙肝两枚		桂心三两	

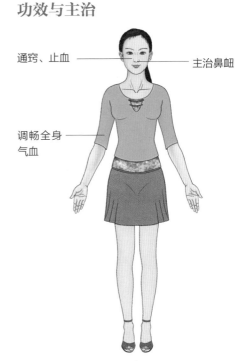

通窍、止血 —————— 主治鼻衄

调畅全身 ——————
气血

煎服方法： 以上十味药研细，用酒七升、水三升熬取汤药三升，分三次服。

服药禁忌： 用药期间忌食生冷、油腻食物。

现代应用： 此药方能明显缩短机体凝血时间，也能增强血小板活性。

甘草

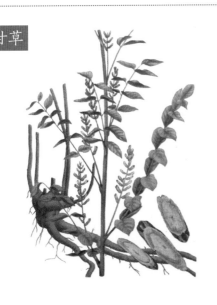

甘草歌诀

甘草甘温，调和诸药，
炙则温中，生则泻火。

性味与归经： 性平，味甘；归心、脾、肺经。

功效与主治： 健脾益气，祛痰止咳，缓急止痛。本品可以治疗气喘咳嗽、脘腹疼痛、咽喉肿痛等症，在方剂中还能起到调和诸药药性的作用。

建议用量： 1.5~9克。

口舌疾病方
告别口疮和口臭

治疗口疮的药材大多是角蒿、蔷薇根。口疮或牙齿有病，应禁酸、醋、油腻、酒、酱、面、咸、干枣，而且病愈后仍应长期慎食，否则复发后更难治愈。

升麻煎

治疗膀胱灼热，咽喉肿，口舌生疮。

升麻、蔷薇根白皮、玄参、射干各四两，蜜七合，黄柏、大青各三两。

以上除蜜以外的五味药研细，用水七升熬取一升五合，去渣后加蜜再熬两沸，细细含咽。

百和香

通道俗用方。

沉水香五两，鸡骨香、丁子香、兜娄婆香、薰陆香、甲香、白檀香、熟捷香、炭末各二两，青桂皮、零陵香、甘松香、藿香、白渐香、青木香各一两，苏合香、安息香、雀头香、麝香、燕香各半两。

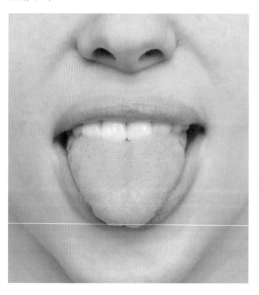

以上二十味药研末，洒酒使其柔软，两夜后酒气消散，用白蜜调和，放到瓷器中，用蜡纸密封至冬月取用，效果佳。

治疗热病口烂，咽喉生疮而不能喝水的膏药方：

附子半两，射干、当归、升麻各一两，白蜜四两。

以上除蜜以外的三味药研末，把猪脂四两先熬成膏，散热后再加除蜜以外的药，用微火熬附子至黄色，去渣后加蜜熬一两沸，混合均匀后冷凝，每日四五遍，取杏仁大一块膏含咽。

五香丸

治疗口臭、身臭，可止烦、散气而留香。

青木香、藿香、丁香、零陵香、豆蔻、白芷、桂心各一两，香附子二两，当归、甘松香各半两，槟榔二枚。

以上十一味药研末，加蜜调成如大豆般的药丸，白日三次，夜间一次，含一丸咽汁。五日后口香，十日后体香。下气去臭，忌五辛。

甘草丸

治疗口中热干。

枣膏、乌梅肉、生姜、半夏、甘草、人参各二两半。

以上后五味研末，制成弹子大的蜜丸，每日三次含而咽汁。

甘草丸

功效与主治

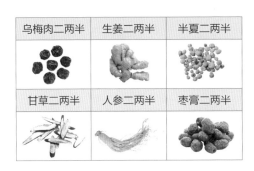

乌梅肉二两半	生姜二两半	半夏二两半
甘草二两半	人参二两半	枣膏二两半

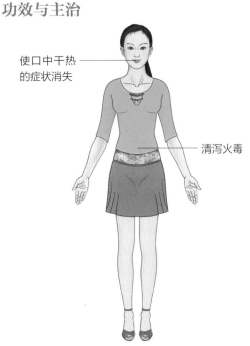

使口中干热的症状消失

清泻火毒

七窍病

煎服方法： 以上除枣膏外的五味研末，制成弹子大的蜜丸，每日三次含而咽汁。

服药禁忌： 内有实热者慎用；服药期间忌食辛辣、油腻食物。

现代应用： 本方有抗炎、抗病毒的作用。

乌梅

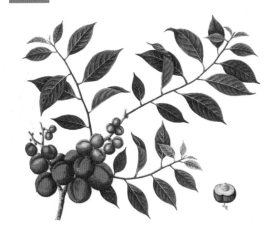

> ### 乌梅歌诀
>
> 乌梅酸平，收敛肺气，
> 止渴生津，能安泻痢。

性味与归经： 性平，味酸、涩；归肝、脾、肺、大肠经。

功效与主治： 敛肺止咳，涩肠止泻，安蛔止痛。本品主治肺虚咳嗽、泻痢以及蛔虫所致的腹痛、呕吐等症。

建议用量： 3~10克。

唇齿疾病方
唇齿健康身体强

润脾膏

治疗由脾热导致的口唇焦干。

生地黄汁、生天门冬（切）各一升，萎蕤、生麦门冬各四两，甘草、川芎、白术、细辛各二两，升麻、黄芪各三两，猪膏三升。

以上后十味药研细，用苦酒泡一夜，再用药棉包住，临熬时加猪膏和生地黄汁，熬至水蒸尽为止，去渣后取药膏细细地含咽。

治疗齿间出血的方：

用苦竹叶熬浓汁，等温度适宜时加少量盐，一同含在口中，冷了吐掉就行。

治疗龋齿和虫牙的方：

高良姜、川芎各十二铢，白附子、细辛、知母各六铢。

以上五味研末，一天两次，用药棉包一点放到牙齿上，有汁即吐出。此方还能治口气。

治疗牙齿有洞、厌食、脸肿的方：

十叶莽草，七枚长四寸的猪椒附根皮。

以上两味研细，用浆水两升熬取汤药一升，每天两三遍口含，倦了吐掉即可。

治疗牙根肿的方：

一把松叶（切），一合盐。

以上两味用酒三升熬取汤药一升，含口中即消肿。

治疗口齿疼痛难忍、头面受风的方：

蜀椒二合，雀李根、独活各二两，莽草十叶，川芎、细辛、防风各一两。

以上七味研细，用酒两升半熬三五沸，去渣后含在口中，不要咽，汁冷后就吐掉。张文仲方中还有二两白术。

治疗牙龈间不断出血和津液流出的方：

用生竹茹二两和醋熬成药汁，用口含住，即可止血。

治疗牙根松动欲脱落的方：

咬住包有生地黄的药棉，同时将生地黄切细，用汁水浸泡牙根然后咽下，每日四五次，十日后就会痊愈。

含漱汤

治疗牙痛。

独活、当归各三两，细辛、荜茇、黄芩、川芎各二两，丁香一两。

以上七味药研细，用水五升熬取汤药两升半，去渣后漱口，一段时间后吐掉再含。《古今录验》中与此相同，但加有二两甘草。

治疗风齿疼痛的方：

灸三壮高骨之前、外踝之上的交脉处。

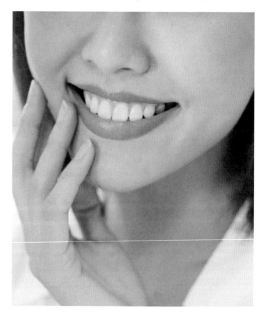

含漱汤

功效与主治

独活三两	当归三两	细辛二两	荜茇二两
黄芩二两	川芎二两	丁香一两	

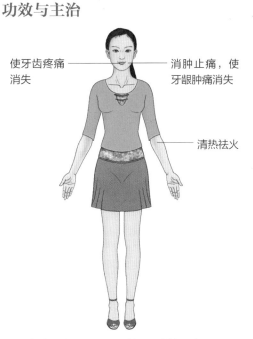

使牙齿疼痛消失

消肿止痛，使牙龈肿痛消失

清热祛火

煎服方法： 以上七味药研细，用水五升熬取汤药两升半，去渣后漱口，一段时间后吐掉再含。

服药禁忌： 用药期间忌食辛辣、生冷食物。

现代应用： 本方具有消炎止痛的作用，主治牙龈炎、牙周炎所致的牙痛、牙龈红肿之症。

独活

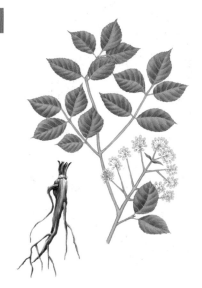

独活歌诀

独活辛苦，颈项难舒，
两足湿痹，诸风能除。

性味与归经： 性温，味辛、苦；归肾、膀胱经。

功效与主治： 祛风逐湿，解表止痛。本品辛散苦燥，擅长祛风湿、缓痹痛，对受风寒所致的各处疼痛具有缓解作用。

建议用量： 3~9克。

喉病方
祛除喉痛有良方

治疗突然咽喉痛的方：

取悬木枸烧的末，每次用水送服方寸匙，每日三次。

治疗咽喉痛痒的方：

吐不出，咽不下，像患了虫毒，口含生姜五十天即愈。

乌翣膏

治疗喉咙肿（脾胃有热的外在表现），气不畅通。

生乌十两，芍药、通草、羚羊角各二两，生地黄（切）五合，升麻三两，艾叶六铢，蔷薇根（切）一升，猪脂二斤。

以上前八味药研细，用药棉包好，放到苦酒一升中浸泡一夜，放入猪脂后在微火上熬，等苦酒熬尽去渣，取杏仁大一块膏放入喉中，细细吞下即可。

治疗患瘰病所致的喉咙肿，以及风毒外侵不能下咽的方：

升麻、芍药各四两，杏仁、葛根、麻黄、射干、枫香各三两，甘草二两。

上述八味药研细，用水八升熬取汤药两升半，分三次服。

治疗咽喉受伤而声音不亮的方：

酒一升，干姜二两半，酥一升，通草、桂心、石菖蒲各二两。

药材都研末，六味合和，每日三次，每次一匙。

治疗咽喉突然肿痛而难下咽的方：

捣碎一把韭，炒后涂敷到患部，冷后换新的。

治疗咽喉肿痛，风毒冲心胸的方：

豉一升半，栀子七枚，羚羊角一两半，升麻四两，芍药三两，杏仁、甘草、犀角、射干各二两。

以上九味药研细，用水九升熬取汤药三升，去渣再加入豉熬一沸，分三次服。

治疗喉痛的方：

拿一把未受风的马鞭草根，去掉两端，捣汁服用。

治疗胆腑寒，咽门破而声音嘶哑的方：

母姜汁两升，独活、川芎各一两六铢，桂心、秦椒各一两，酥、油、牛髓各一升，防风一两半。

药材研末，放到母姜汁中熬，等到姜汁淹没所有药时，再加入牛髓、酥、油等调和，用微火熬沸三次即止。白日三次，夜间一次，把二合膏放入一升温的清酒中，慢慢地吞下。

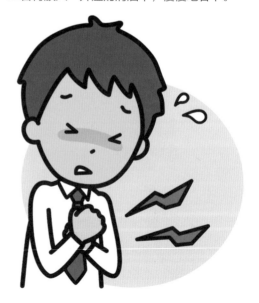

乌翣膏

功效与主治

生乌十两	芍药二两	通草二两
羚羊角二两	生地黄五合	升麻三两
艾叶六铢	蔷薇根一升	猪脂二斤

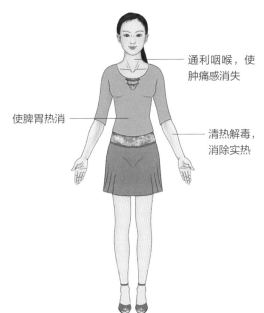

通利咽喉，使肿痛感消失

使脾胃热消

清热解毒，消除实热

煎服方法： 以上除猪脂的八味药切细，用药棉包好，放到苦酒一升中浸泡一夜，放入猪脂后在微火上熬，等苦酒熬尽去渣，取杏仁大一块膏放到喉中细细吞下即可。

服药禁忌： 服药期间忌食辛辣，以免刺激喉咙。

现代应用： 本方具有消炎、清肺的作用，对咽喉炎、咽喉肿痛具有较好的治疗作用。

常山

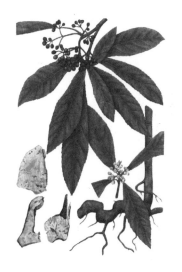

常山歌诀

常山苦寒，截疟除痰，
解伤寒热，水胀能宽。

性味与归经： 性寒，味苦、辛；归肺、心、肝经。

功效与主治： 涌吐，截虐。对胸中有痰饮，欲吐而吐不出者，具有促进咳痰的作用，另对痢疾具有显著的治疗功效。

建议用量： 5~9克。

耳病方
治疗耳聋，恢复听力

治疗聤耳的方：

熟桃仁适量，捣碎后用旧绯绢包好放到耳中，一天换三次药至愈。

治疗肾热短气，脸黑眼白，腰背疼痛，肾气内伤，小便赤黄，耳鸣的方：

羊肾（治如食法）一具，玄参四两，泽泻二两，白术五两，茯苓、芍药各三两，淡竹叶（切）两升，生姜六两，生地黄（切）一升。

以上药材研细，用水二斗来熬羊肾和淡竹叶，取汤药一斗，去渣澄清再加入余药，熬取汤药三升，分三次服。如未见好转，三日后再服一剂。

治疗百虫入耳的方：

用半升醋调和一撮蜀椒末灌入耳中，走二十步的时间后虫子即出。

治疗蜈蚣入耳的方：

用炙香的猪肉掩耳，蜈蚣即会出来。

治疗蚰蜒入耳的方：

用葛粉袋装捣碎的炒胡麻，耳朵倾侧枕在袋上，蚰蜒即出。

治疗猝耳聋（突然发生之耳聋，又称风聋、暴聋，多属实证。由于忧思郁怒，气血壅塞，导致窍闭不通；或因外邪壅滞经络、气机升降不利；或因外伤等导致）的方：

曲末、杏仁各十铢，菖蒲、细辛各六铢。

四味药捣细做成丸药，可加少许猪脂，用药棉包住枣核大一丸放入耳中，药一天换一次；稍好转后，两天换一次药，晚上拿掉，凌晨再塞上。

治疗耳朵化脓流血、生肉肿塞而听不见声音，背急挛痛的方：

生地黄汁、葱白各一升，甘草一两，生麦门冬六两，磁石、白术、牡蛎各五两，芍药四两，大枣十万枚。

以上后八味药研细，用水九升来熬取汤药三升，分三次服。

赤膏方

巴豆十枚，丹参五两，川芎、桂心、大黄、白术、细辛各一两，大附子两枚，蜀椒一升，干姜二两。

以上十味药研细，用苦酒两升浸泡一夜，加三斤煎猪脂在火上熬沸三次，去渣后服用或涂抹。齿冷痛者把药放到牙齿间；耳聋者用药棉包住放到耳中；咽喉痛者，吞下枣核大小的丸；腹中有病者，则用酒调和送服两丸如枣核大小的丸；其余疼痛的证候皆可涂抹。

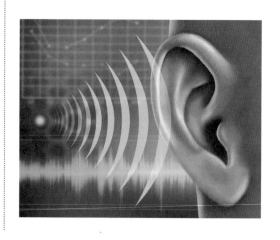

赤膏方

功效与主治

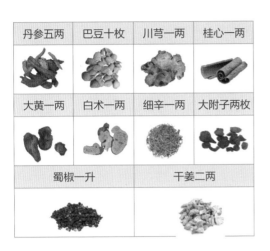

丹参五两	巴豆十枚	川芎一两	桂心一两
大黄一两	白术一两	细辛一两	大附子两枚
蜀椒一升		干姜二两	

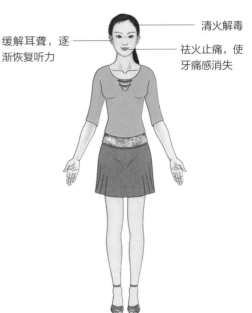

清火解毒

缓解耳聋，逐渐恢复听力

祛火止痛，使牙痛感消失

七窍病

煎服方法： 以上十味药研细，用苦酒两升浸泡一夜，加三斤煎猪脂在火上熬沸三次，去渣后服用或涂抹。齿冷痛的，把药放到牙齿间；耳聋的，用药棉包住放到耳中。

服药禁忌： 用本方时忌食辛辣、生冷；其余疼痛的证候皆可涂抹；腹中有病者，则用酒调和，送服两丸如枣核大小的丸。

现代应用： 本药镇痛效果较强，无论外用还是内服，皆有较好的止痛功效。

丹参

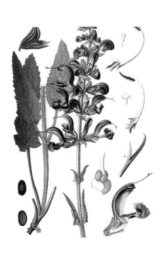

丹参歌诀

丹参味苦，破积调经，
生新去恶，祛除带崩。

性味与归经： 性微寒，味苦；归心、肝经。

功效与主治： 活血调经，消瘀止痛。主治女性月经不调、产后瘀血所致的腹痛等症，另对脘腹疼痛、跌打扭伤有疗效。

建议用量： 6~12克。

面部疾病方
治疗面部雀斑及痤疮

治疗面部严重粉刺的方：

冬瓜子、冬葵子、茯苓、柏子仁各等份。

以上研末，每次饭后用酒送服方寸匙，每日三次。

治疗酒糟鼻、粉刺的栀子丸：

栀子仁、豉各三升，大黄六两，木兰皮半两，川芎、甘草各四两。

以上六味药研末，加蜜调成如梧桐子大的丸药，每日三次，每次服十丸，渐加至十五丸。

治疗雀斑、粉刺、面黑的方：

白石脂六铢，白蔹十二铢。

捣筛两味后用鸡蛋清来调和，晚上睡觉时把药涂在脸上，早晨用井花水洗掉。

治疗面部有疥、痈、疱、恶疮的方：

野葛一尺五寸，附子十五枚，蜀椒一升。

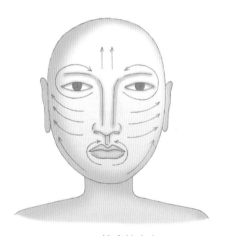

按摩的方向

以上三味切细，用醋浸泡一夜，加猪膏一斤熬至附子变黄时，去渣涂在面部的疥、痈、疱、恶疮上，每日三次。

治疗鼻疱的方：

豉、蒺藜子、栀子仁各一升，木兰皮半斤。

以上四味研末，用醋浆水调和成泥，晚上涂在鼻疱上，日出前用温热水洗掉。此方也治瘢痕。

治疗面上雀斑的方：

用鸡蛋清调和李子仁末，敷面一夜，雀斑即会脱落。

治疗面黑、面上雀斑，去除手皱纹以及滋润容颜的方：

用食用法治过的猪蹄两具，洗净的白粱米一斗。

以上两味加水五斗合熬猪蹄至烂熟，取汁三斗熬以下药物：

萎蕤一两，白茯苓、商陆各五两，藁本、白芷各二两。

以上五味切细，用三斗汁和研过的一升桃仁，与以上五味合熬后取汤药一斗五升，去渣后装入瓷瓶，再加入一两甘松和一两零陵香末搅拌均匀，用药棉盖紧，每晚涂敷脸和手。

治疗面部游风的方：

白附子三两，密陀僧、玉屑、珊瑚各二两。

以上四味研末，加酥调和，晚上敷于面部，早晨洗掉。此方也能消除瘢痕。

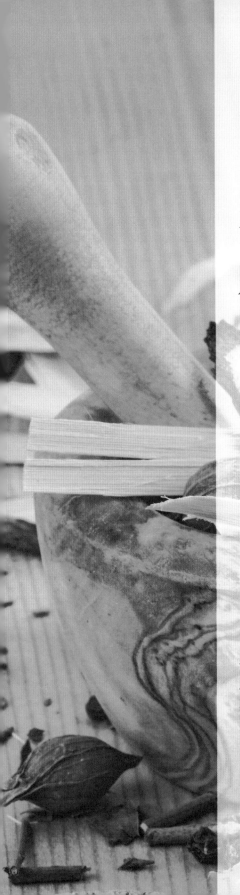

第四章

伤寒病

　　四季正常的气候顺序是春天温和，夏天酷热，秋天清凉，冬天寒冷。冬天严寒时，万物藏伏，善于养生的人起居也应周密安排，避免被寒气所伤，否则受严寒的冬气所伤，就容易诱发伤寒。其他季节亦是如此。被四季之气所伤致病的，杀厉性最强。对于伤寒病，应根据染病日程及深浅，施以不同的治法。

伤寒概论

《易经》载"天地变化，各正性命"。变无定性，难以预测，四季八节（即立春、立夏、立秋、立冬、春分、夏至、秋分、冬至）中亦是如此，人又岂能无事。因此，每个人有不同的遭遇，不同的命运。吉与凶、爱与憎、存与亡、苦与乐、安与危、喜与怒、忧与畏，每个人都会经历。不过对于这些变化，我们虽然不能避免，却能通过掌握自然规律来应对。善丁保养身体，懂得克制；用天地所生的物类来防备，使病邪无法侵入身体。另外，一旦开始感觉不好时，就需立即救治，直到病愈，而且应汤药与饮食一起进，抵制毒势，促进痊愈。

《小品方》说，古今都称伤寒是难治的病，时行瘟疫是毒病之气。我考察各家著作，发现它们的实质是大不相同的，应详加辨别再处方与论证。

经书上说，四季正常的气候顺序是春天天气温和，夏天天气酷热，秋天天气清凉，冬天天气严寒。冬天严寒时，万物藏伏，善于养生的人起居也应周密安排，避免被寒气所伤，否则受严寒的冬气所伤，就容易诱发伤寒。其他季节亦如此，而且被四季之气所伤致病的，杀厉性最强。对于伤寒病，应该根据染病日程及深浅，来施以不同的治法。

华佗说，从患伤寒的第一天，邪气就在皮里，用火来灸灼或用膏药来摩熨就会痊愈；如果没有痊愈，则第二天邪气就会侵入肤里，此时可依法用针，解肌发汗就会痊愈；第三天时邪气会侵入肌里，再发一次汗也可痊愈。但如果仍没有解除的，就不要再发汗。第四天时邪气会侵入胸里，应该服用藜芦丸，微微吐出后会痊愈。如果病重垂危而不能吐出，可让其服用小豆瓜蒂散来吐出。此时要注意，要趁着病人还没有清醒时依法用针刺。第五天邪气会侵入腹中。第六天会入胃，此时可用泻下法，避免邪气滞留在胃中。当然，如果热毒没有入胃而在外，则不要用泻下法。

在日常生活中，苦、酸味的药物具有清热解毒的疗效，所以人们常将艾、苦参、苦酒、青葙、葶苈、栀子、乌梅用作清热解毒的药物，其意义也就在于此。当出现红肿、焮痛、发热、息粗、便秘等热邪症状时，就必须用苦、酸味的药物加以治疗。另有一种情形是医生常喜欢用辛、甘味，不易购买且价格高的桂、人参、姜等药物治疗热邪，结果只能是既费财，又费时，到最后还往往错过了最佳的治疗时机。相反，葶苈、苦参、青葙、艾这些药材质优价廉，随处可见，对内热病者，不需按次序服药，仅仅是稍微缩短了间隔时间，疗效却很明显。

治心脏温病、阴阳毒、恐惧惊动的方：

大青、知母、芒硝、黄芩、栀子各三两，麻黄四两，玄参六两，生葛根、石膏各八两，生地黄（切）一升。

分别将以上十味药切细，加九升水熬取药汁三升，去渣后加入芒硝，分三次服。

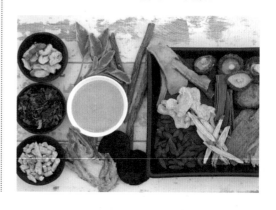

伤寒病的发展与治疗

寒邪在体内的传播有一定顺序和规律，如图所示。需要注意的是，如果疾病刚有好转就开始进食难消化的食物，体内就容易郁积生热，两热相交，造成余热不退的现象。

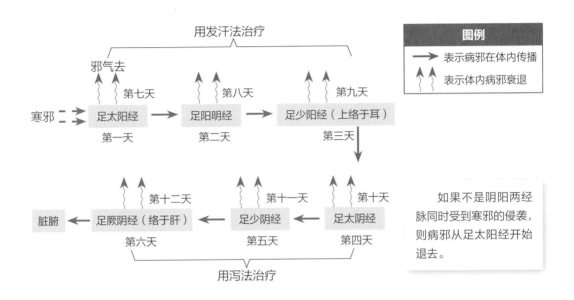

图例

→ 表示病邪在体内传播

↟↟ 表示体内病邪衰退

用发汗法治疗

邪气去

第七天 第八天 第九天

寒邪 → 足太阳经 → 足阳明经 → 足少阳经（上络于耳）

第一天 第二天 第三天

第十二天 第十一天 第十天

脏腑 ← 足厥阴经（络于肝） ← 足少阴经 ← 足太阴经

第六天 第五天 第四天

用泻法治疗

如果不是阴阳两经脉同时受到寒邪的侵袭，则病邪从足太阳经开始退去。

酸浆

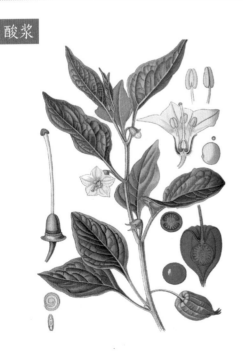

酸浆歌诀

酸浆苦寒，清肺治肝，
咽喉肿痛，热咳能安。

性味与归经： 性寒，味苦；归肝、肺经。

功效与主治： 清热解烦，定志益气。本品主治内热所致的咳嗽痰多、咽喉肿痛等症。

建议用量： 3~4克。

辟温方
辟除温病的处方

粉身散

辟除温病。

白芷、川芎、藁本各等份。

将以上三味治择捣筛后做成散药，然后加入米粉中，用来涂敷身体。

治疗温病并能使其不相传染的处方：

取等份的白术、豉，用酒浸泡后服用。

治疗疫病的处方：

将两枚黄药子研成末，然后用水送服。

治疗疫疠的处方：

经常在满月之日将向东生长的桃枝磨成末，然后熬水来洗澡。

治疗瘴气的处方：

将两升青竹茹放到四升水中熬取三升药汁，分三次服。

桂心汤

治疗肝脏温病、感受疫毒所致的阴阳毒等。症状为牵引颈背双筋，先冷后热，腰部挛缩僵直，眼睛模糊。

桂心一两，柴胡五两，生姜、石膏各八两，白术、大青、栀子、芒硝各三两，生地黄、香豉各一升。

分别将以上除石膏、芒硝九味药切细，加石膏和九升水熬取汤药三升，分三次服。

桔梗

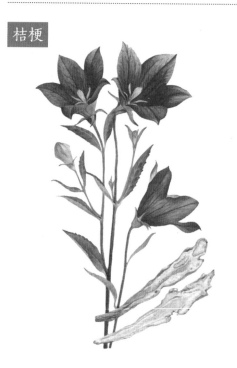

桔梗歌诀

桔梗味苦，疗咽肿痛，
载药上升，开胸利壅。

性味与归经： 性平，味辛、苦；归肺经。

功效与主治： 宣肺利痰，利咽排脓。主治咳嗽痰多、咽喉肿痛、肺痈浓痰等症，同时本品还可以辅助治疗便秘。

建议用量： 3~10克。

伤寒膏方
用药膏治疗伤寒

白膏

治疗风虚,见不得日月光照,脸上呈青黑土色,脚气痹弱,可补肾调肝。

治疗伤寒头痛时,先摩擦身体千遍,再用酒送服如杏核大的一枚白膏,然后盖被子捂汗。

天雄、乌头、莽草、羊踯躅各三两。

分别将以上四味药切细,用三升苦酒浸泡一夜,然后与三斤猪脂混合煎煮,熬成膏状后制成丸剂。患伤寒而咽喉痛的,每日三次,每次含如枣核大的一枚。外用摩膏时避免接触眼睛。

黄膏

治疗伤寒病后肤呈红色、头痛颈直、受贼风走风等。

大黄、蜀椒、桂心、附子、干姜、细辛各半两,巴豆五十枚。

将以上七味药分别切细,用醇苦酒浸泡一夜,然后用一斤腊月猪脂熬沸三次即成。伤寒病后肤呈红色发热的,用酒送服梧桐子大的黄膏一枚。

黄膏

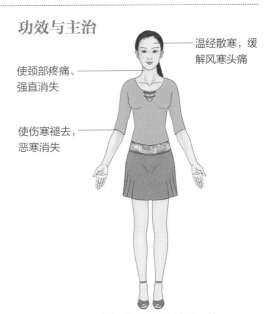

桂心半两	附子半两	干姜半两	细辛半两
巴豆五十枚	蜀椒半两		大黄半两

功效与主治

温经散寒,缓解风寒头痛

使颈部疼痛、强直消失

使伤寒褪去、恶寒消失

煎服方法: 诸药研细,用醇苦酒浸泡一夜,然后用猪脂熬三沸,用酒送服梧桐子大的膏一枚。

服药禁忌: 服药期间忌食生冷食物。

现代应用: 本方具有抗菌、消炎的作用,主治流行性感冒。

发汗散·发汗汤
发汗散寒方

　　发汗最好在春夏季进行。发汗时，手脚都微微出汗而和润，以一小时左右最佳，不能大汗淋漓。病没有消除的，就重新发汗。但如果出汗过多就会损伤阳气，不宜再发汗。服汤药或丸、散药发汗时，要掌握度，切中病候就停止。所有药中，以汤药的效果为最好。病人患病后无故自汗，又再发汗的，就会病愈，因为他的卫气恢复平和了。

六物青散

　　治疗因患伤寒而肤色发红和恶寒。

　　附子、白术各一两六铢，乌头、桔梗各三两十八铢，防风、细辛各一两十八铢。

　　将以上六味药择净捣筛，然后制成散药，每次用温酒送服一钱五寸匙，如果没有效果，可增加用量。服药后不出汗的，可喝一碗温粥帮助发汗。不过要注意，盖被子时不要伸出手足，发小汗即可，不能大汗淋漓。一旦大汗不止，可将温粉敷在身上。

五苓散

　　治疗时行热病，表现为烦躁不安、胡言乱语。

　　猪苓、茯苓、白术各十八铢，泽泻三十铢，桂心十二铢。

　　将以上五味药择净捣筛，然后制成散药，每次用水送服方寸匙，每天三次。多喝水，出汗后即可痊愈。

桂枝汤

　　治疗中风。脉象阳浮而阴弱，即脉来时应指而浮；脉象重按不足，因营气虚弱而阴弱。阳浮会自然发热；阴弱会自然出汗。同时治疗恶风恶寒、鼻寒干呕。

　　桂枝、生姜、芍药各三两，大枣十二枚，甘草二两。

　　先分别将桂枝、甘草、芍药切细，把生姜切片、大枣剖丌。用七丌水煮烂枣，去渣后再加入其他药，水可适时增加，熬取汤液三升，去渣即成。每天三次，每次服一升，小孩灵活减量。第一次服一会儿就出汗者，可稍微延长服药间隔时间；而不出汗者，应缩短服药间隔时间，同时应避风。尤其是病重的，适宜晚上服药。服药一顿饭的时间后，可喝热粥来助药力。

崔文行解散

　　治疗时气不和而患伤寒发热。

　　桔梗、细辛各四两，乌头一斤，白术八两。

　　将以上四味药择净捣筛，然后制成散药。如果中伤寒，就服一钱五寸匙，再盖上被子捂汗，若没有效果可稍微增加用量，直到见效为止；如果是时气不和，就在凌晨服用一钱五寸匙。想要祛除恶气或探望病人的最好也用酒送服一服。

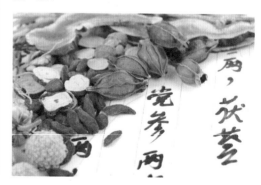

崔文行解散

功效与主治

白术八两	乌头一斤
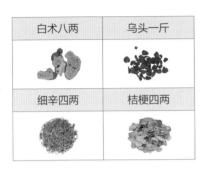	
细辛四两	桔梗四两

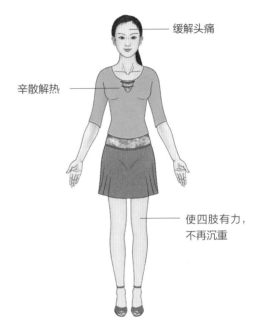

缓解头痛

辛散解热

使四肢有力，不再沉重

煎服方法：将四药研细，制成散药，如果中伤寒，就服一钱五寸匙，直至见效。

服药禁忌：阴虚者慎用；用药期间忌食刺激性食物。

现代应用：本方具有镇咳、抗炎的功效，主治流行性感冒。

白术

白术歌诀

白术甘温，健脾强胃，
除湿止泻，兼祛痰痞。

性味与归经：性温，味甘、苦；归脾、胃经。

功效与主治：健脾益气，安胎，止汗，燥湿利水。本品主治脾气虚弱所致的食欲不振、便溏泄泻，以及气虚自汗等症，另对妇女妊娠期间的胎动不安有疗效。

建议用量：6～12克。

麻黄汤

治疗因伤寒而头腰、骨节疼痛，恶寒发热，气喘而不出汗。

麻黄三两，甘草、桂心各一两，杏仁七十枚（气喘轻的用五十枚）。

将以上四味药分别切细，用九升水来熬麻黄，熬到七升时去沫，加入其他药，合熬取汤液两升半，去渣即成，每次服八合后盖上被子捂汗。

桂枝汤

治疗患伤寒三天以上，且服药不愈，脉势数。

桂枝、甘草、黄芩各二两，石膏八两，葛根、生姜、升麻各三两，芍药六两，栀子十四枚。

分别将以上九味药切细，用九升水熬取汤药两升七合，分两次服用。

雪煎方

治疗伤寒。

麻黄十斤，大黄一斤十三两，杏仁一斗四升。

将以上三味药分别切细，先用五斛四斗雪水浸泡麻黄三夜，再加大黄搅拌均匀，烧桑薪熬取两斛药汁，去渣后再纳入釜中熬制；同时加入捣碎的杏仁，熬至剩六七斗汁时去渣倒到铜器中；另加三斗雪水合熬，搅拌均匀，最后取两斗四升汤药制为丸。有病的，研一丸放到五合三沸的白开水中，适时服用，可立即出汗。如果不愈就再服一丸。药须密封，防止泄气。

大青龙汤

治疗中风伤寒，身体疼痛，脉象浮紧，发热恶寒，烦躁而不出汗。

麻黄六两，生姜三两，桂心、甘草各二两，石膏（如鸡蛋大，捣碎）一枚，杏仁四十枚，大枣十二枚。

将以上除石膏外的六味药分别切细，先加九升水熬麻黄，去沫后再加入其他药，熬取汤药三升，每次服一升后盖上厚被子捂汗。不出汗的可再服；但出汗的不可再服，否则会出现惕肉症而筋肉抽搐跳动。

神丹丸

治疗患伤寒后肤呈红色，恶寒发热而体痛。

附子、乌头各四两，朱砂一两，茯苓、半夏、人参各五两。

将以上六味药研末，仿照真丹的颜色制成蜜丸。每次饭前用生姜汤送服如大豆般的两丸，每日三次，服后喝两碗热粥，盖厚被子捂汗。

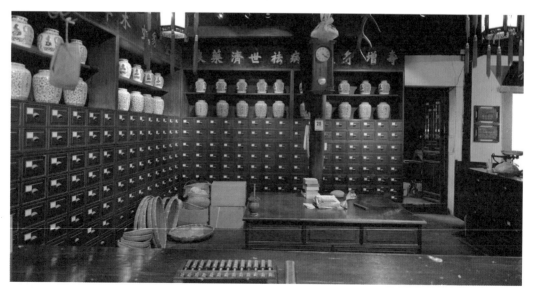

神丹丸

功效与主治

半夏五两	朱砂一两	茯苓五两
乌头四两	人参五两	附子四两

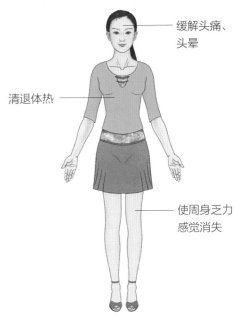

缓解头痛、头晕

清退体热

使周身乏力感觉消失

煎服方法：诸药研细，制成蜜丸。每次饭前，用生姜汤送服如大豆般的两丸，每日三次。

服药禁忌：方中附子有毒，入药前应先煎半小时至一小时，直至口尝无麻辣感即可。

现代应用：本方有消炎、抗菌及镇痛作用，主治感冒所致的发热、流涕及四肢酸痛。

半夏

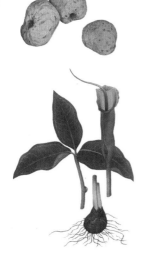

半夏歌诀

半夏味辛，健脾燥湿，
痰厥头疼，嗽呕堪入。

性味与归经：性温，味辛；归脾、胃、肺经。

功效与主治：燥湿化痰，消痞散结，降逆止呕。主治咳嗽痰多，各种原因所致的呕吐，外用还可起到消肿散结、止痛的功效。

建议用量：3～10克。

宜吐、宜下泄方
排出毒素的药方

原则上，春天适宜用吐的方法，不用服完整剂药，只要切中病候就会痊愈。体内有沉积的痰，证候和桂枝汤主治的证候类似，头不痛，颈项也不僵直，但寸口脉浮，气上冲咽喉，胸中硬满，呼吸困难，适宜用吐的治法。

胸中受寒，胸痛、吃不下饭，按住疼痛部位时有涎流出，又下痢、脉象迟的，适宜使用吐法；少阴经病变，厌食呕吐、心中抑郁的适宜使其吐；饮食不消化，停滞在胃腑上部的，适宜用吐法；邪气侵入胸中导致手足逆冷，脉象紊乱的，也宜使其吐。

秋天适宜用下法。下药的原则是汤药比丸、散好，不用服完整剂，切中病候就应停止。得了伤寒病，有热而小腹满，但小便反而利的，是有血，适宜用抵当丸使其下泄。

阳明经病变，潮热且大便稍稍燥结，可服承气汤；如果没有大便已经六七天了，估计是有燥屎，可服少量承气汤。服汤药后腹中转失气的，代表有燥屎，可攻；而如果不转失气的，则不可攻，否则必胀满而不能食。

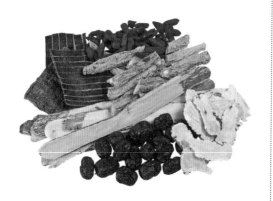

生地黄汤

治疗因为得了伤寒而有热，且虚羸少气、心下胀满、胃中有宿食和大便不通利。

生地黄三斤，大枣两枚，芒硝两合，甘草一两，大黄四两。

将以上五味药合捣调匀，在五升米之下蒸熟后绞取药汁，分两次服。

如果伤寒已经好转半日左右，但心中烦热，而且脉象浮数的，可以再发汗，适宜用桂枝汤。但应该谨慎，发汗后喝水会气喘。

藜芦丸

治疗因伤寒而吐不出。

藜芦、附子各一两。

将以上两味药研末，加蜜调成如扁豆大小的药丸，得了伤寒病不能吃饭的服两丸，没有效果的可增加用量。如果吃药仍然不吐的，可以喝热粥来帮助发散药力。

大承气汤

主治热盛所致胡言乱语和腹中有燥屎。

大黄四两，枳实五枚，芒硝五合，厚朴八两。

将以上四味药分别切细，先用一斗水熬厚朴、枳实，熬取药汁五升，去渣后加入大黄，再熬取药汁两升，去渣后加入芒硝，再熬一两沸即可，将药汁分两次服用，即可治愈。

抵当丸

水蛭、虻虫各二十枚，桃仁二十三枚，大黄三两。

将以上四味药研末，加蜜调成四丸药，每丸药用一升水来熬取汤液七合，一次服完。七天后会下血，如果不下的可再服。

大承气汤

功效与主治

枳实五枚	芒硝五合
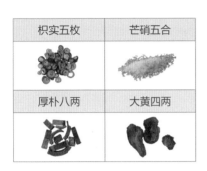	
厚朴八两	大黄四两

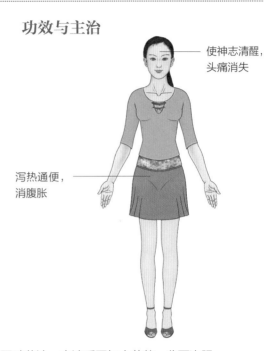

使神志清醒，头痛消失

泻热通便，消腹胀

煎服方法： 四药研细，先熬大黄外的三味药，取五升药汁，去渣后再加大黄熬，分两次服。

服药禁忌： 本方有泻下作用，故孕妇忌用。

现代应用： 本方具有消炎、通便的功效，主治流行性感冒以及热结便秘等症。

枳实

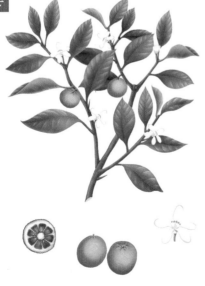

枳实歌诀

枳实味苦，消食除痞，
破积化痰，冲墙倒壁。

性味与归经： 性微寒，味苦、辛；归脾、胃、大肠经。

功效与主治： 破气消积，化痰除痞。主治肠胃积滞、胸痹，气机瘀滞引起的胸胁疼痛，以及产后腹痛等症。

建议用量： 3~9克。

劳复方
伤寒病愈后的调理方

伤寒性热病得到痊愈后，有几种情形是需要人们特别注意的。首先，吃猪肉、羊肉、海鲜及特别油腻的食物是最大的忌讳，严重者可致人死亡。其次，由于大病初愈，胃气尚虚，如果进食糕饼、黍饴、稻饼，或者细切的肉、干肉或炙烤的肉，以及枣、栗等坚实且难以消化的食物，会引起消化不良，进而导致胃肠结热。倘若在这种情况下用药医治，就会使病人的胃气更加虚冷，从而引发严重下痢。若阻止下泄，后果则更加不堪设想。所以，两种情形都是十分危险的，不可不防！

那么，热病初愈后如何进食才能使身体完全康复呢？

建议进食质地比较稠的粥。此时宁可少吃，使身体处于半饥饿状态，也不要吃饱，更不能进食其他食物。等到身体完全康复之后，视情况逐步开始吃少量的羊肉、鸡肉、兔肉等，禁食狗肉、猪肉。

除了在进食上加以注意之外，病人应尽量静卧休息。早起不宜洗脸梳头。在不让身体劳累的同时，减少说话，从而使心思也得到休养。

麦门冬汤

主治劳复病症。

麦门冬一两，甘草二两，竹叶（切）一升，京枣二十枚。

把以上四味药材分别切细，取七升水煮一升粳米，煮到熟时去掉粳米，再加入其他药，煎成三升汤药，服用三次。

注意：不能服药者，可用药棉沾汤滴入病人口中。

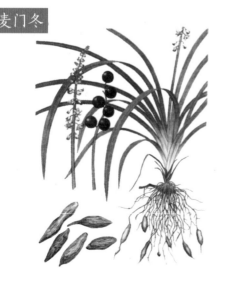

麦门冬

麦门冬歌诀

麦门甘寒，解渴祛烦，
补心清肺，虚热自安。

性味与归经： 性微寒，味甘、微苦；归心、肺、胃经。

功效与主治： 滋阴养肺，益胃生津，清心除烦。主治胃阴虚所致的胃脘疼痛、食欲不振，以及肺阴虚导致的咳嗽。另外对心烦失眠、健忘多梦均有疗效。

建议用量： 6~12克。

狐惑病方
祛除湿热毒素的验方

这里给大家介绍的病症叫狐惑病，这种病症多由感受湿热毒气所致，以神情恍惚，眼、口腔、外阴溃烂为主要特征。发病后会使人体中阳受损，脾虚而聚湿酿热，使湿热内生；有时也可能灼伤阴津，使虚火内炽。我们把毒素在咽喉部位的病症称为惑病；把毒素在阴部、肛门部位的称为狐病。毒素见于这些部位的统称为狐惑病。

患上狐惑病者，一方面，患者脸面颜色变化不定，一会儿白、一会儿赤、一会儿黑。另一方面，可能会不想饮食，或者是不想闻到饮食的气味。因为温毒邪气的作用，若毒气侵蚀

到下部，就会咽喉发干；当毒气侵蚀到上部，就会声音嘶哑。诊治的时候，毒气在上部的，最好用泻心汤；若毒气在下部的，建议用苦参汤淹洗；而毒气在肛门外的，用熏法，同时将三片雄黄放在瓦瓶中用炭火烧，接近肛门熏，并服用汤药，效果显著。

半夏泻心汤

半夏半升，大枣十二枚，黄连一两，黄芩、人参、干姜、甘草各三两。

将以上药材分别切细，取一斗水将其熬成六升汤药，每次一升，每天三次。在《金匮要略》中用甘草来泻心。

认识狐惑病

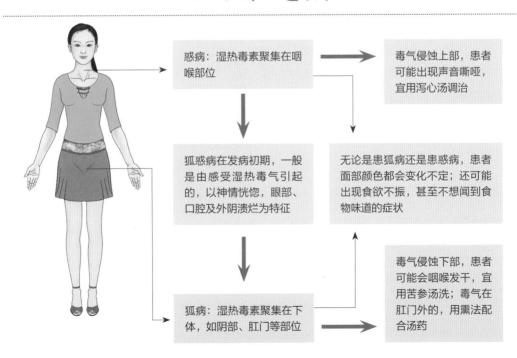

惑病：湿热毒素聚集在咽喉部位

毒气侵蚀上部，患者可能出现声音嘶哑，宜用泻心汤调治

狐惑病在发病初期，一般是由感受湿热毒气引起的，以神情恍惚，眼部、口腔及外阴溃烂为特征

无论是患狐病还是患惑病，患者面部颜色都会变化不定；还可能出现食欲不振，甚至不想闻到食物味道的症状

狐病：湿热毒素聚集在下体，如阴部、肛门等部位

毒气侵蚀下部，患者可能会咽喉发干，宜用苦参汤洗；毒气在肛门外的，用熏法配合汤药

百合病方
治疗情志所伤的验方

以精神不定、神志恍惚为主要表现的情志病，即精神病疑似症状，称作百合病。这种病症多由伤寒大病后，体内余热未解，或平时情志不遂，而遇外界精神刺激所致。因这种病症的治疗只用百合合适，所以就叫百合病。

用现代医学理论及人们的理解来讲，百合病主要由人体心肺功能失调所致。心主血脉，肺主治理调节人体各脉络归于心脏。当心肺正常运行时，则气血顺畅而百脉都得其养。若心肺内热阴虚，百脉受其累而致病，此时便会证候百出。

以下证候也属于百合病症的具体表现。

时常感觉寒，其实又不寒；似乎有热，其实又不发热；早起口中发苦，小便赤涩，想解又解不出来；想吃，而又吃不下；有时觉得食物很美，但又连气味也不想闻；或者有时默默小语昏昏欲睡，但又不能睡着；使用各种药都治不好，一用药就呕吐下痢。

对于百合病，倘若发展为发热症状则可以用此方：百合根（干的）一两，滑石三两。

将药材捣碎制成散末状，用汤水送服方寸匙，每天三次。

注意服药后会微微下痢，下痢停后，不要再服药，热病即除。

对于百合病，患病一月或数月而不得治，且发展为口渴，可用此方：百合根一升，浸泡在一斗水中一夜的时间，先用其汁洗病人的身体，洗后进食白汤饼，切勿吃盐、豉（用煮熟的大豆或小麦发酵后制成）。

百合滑石代赭汤

主治泻下后发病的症状。

百合七枚，滑石三两，代赭一两。

将百合剖开，用泉水浸一夜，除去水，再用两升水熬取百合一升，去渣；然后用两升水熬其余两种药物，取一升；混入百合汁，依照此法再熬取一升半，分两次服用即可见效。

百合地黄汤

主治未经涌吐、下泄、发汗等误治且没有改变的症状。

先将七枚百合剖开，浸一夜，去水；用两升泉水来熬取一升百合汁，混入两升生地黄汁，再一起熬取一升半汤药，分两次服用。

注意，若切中病候须停止服药，大便如漆的，说明药效明显，病症可痊愈。

百合知母汤

主治发汗后又发病的症状。

百合七枚，知母三两。

将百合剖开，先用泉水洗浸一夜，等到药沫浮出水后，第二天早上除去水取百合，然后用两升泉水熬取百合汁一升；再将知母切细，取两升泉水熬取一升汁，混在百合汁中；最后一起熬取一升半汤药，分两次服用。没有痊愈的可依法再制。

百合滑石代赭汤

功效与主治

滑石粉三两	代赭一两
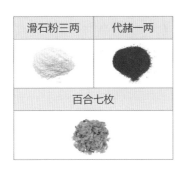	
百合七枚	

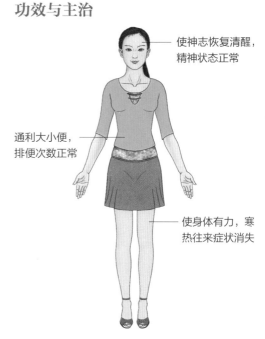

使神志恢复清醒，精神状态正常

通利大小便，排便次数正常

使身体有力，寒热往来症状消失

煎服方法： 先将百合熬取一升汁，后调入滑石粉、代赭药液中。一日分两次服。

服药禁忌： 此药孕妇慎用；用药期间忌食刺激性食物。

现代应用： 本方有较强的镇定作用，对失眠、心烦具有疗效。

黄精

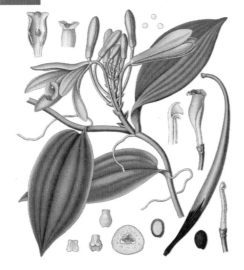

黄精歌诀
黄精味甘，能安脏腑， 五劳七伤，此药大补。

性味与归经： 性平，味甘；归脾、肺、肾经。

功效与主治： 滋肾补气，健脾润肺。本品对阴虚肺燥所致的咳嗽、痰多，以及脾胃虚弱、肾精亏虚均有疗效。

建议用量： 9~15克。

伤寒病

125

伤寒发黄方
发黄病的对症治疗

伤寒发黄，属于病症名。它具体分为黄疸、黄汗、酒疸、谷疸和女劳疸五种病症。下面逐一对其进行介绍。

黄疸，也称黄胆。病因大多是外感湿热疫毒、内伤饮食、病后续发等。症见患者面目及全身肤色黄如橘子，倘若发展为黑疸则有致命的危险。

黄汗，顾名思义，就是汗出沾衣，其色如黄柏汁，同时人体四肢微微发肿，胸部胀满，但是不口渴。其原因多在于人体出大汗时，却忽然进入水中洗浴。

酒疸，属于黄疸类型之一，多由饮酒无度，大醉后受风、入水，使脾胃受伤，机体功能失调，湿浊内郁生热所致。主要症状是身目发黄、不能食、时欲吐、胸中烦闷而热、小便赤涩、脉沉弦而数。

谷疸，与饮食相关，主要由暴饮暴食，饥饱不均，湿热、食滞阻遏中焦（人体部位名，在三焦的中部，指上腹部分）所致。其症状通常是头眩、烦闷、胃中不适、腹满、小便不利、大便溏泄、身面发黄等。

女劳疸，表现为全身及眼睛发黄，体热恶寒，小腹胀急，小便艰难。原因在于大劳大热后行房而又受寒、入水，纵欲房事，瘀血内阴。

茵陈汤

主治身体、面目完全发黄的黄疸。

茵陈蒿、黄连各三两，黄芩二两，甘草、大黄、人参各一两，栀子十四枚。

先把以上七味药分别切细，用一斗水将其熬成三升汤药，分成三份，一天分三次服。此方治疗酒疸、酒癖病症，疗效亦佳。

黄芪芍药桂苦酒汤

主治黄汗。

黄芪五两，芍药、桂心各三两。

把以上三味药分别切细，取一升苦酒、七升水一起熬成三升汤药，饮两升。因为苦酒性壅滞，刚开始服药后会心烦，六七天后，这种情形会慢慢自动消失。

茵陈丸

主治患热病后身体骤然发黄，并伴有感受瘴疠疫气及疟疾。

茵陈蒿、芒硝、栀子、杏仁各三两，恒山、鳖甲各二两，巴豆一两，豉五合，大黄五两。

将以上九味药分别研为末，用汤调和成如梧桐子大的丸药，以汤水送服三丸。若出现呕吐、下利则说明有效果。如果不见效，可加一丸。当刚开始感觉症状异常时，立刻服此药，疗效神奇。

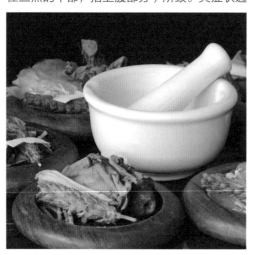

伤寒发黄的分类与治疗

由于各种不同原因引起的全身皮肤黄染的症状。患者普遍表现为身体发黄，畏寒，食欲不振，脘腹胀闷，大便不实，小便短少 ➡️ **伤寒发黄**

黄疸	黄汗	酒疸	谷疸	女劳疸
也叫"黄胆"，病因大多是外感湿热疫毒、内伤饮食、病后续发等。患者面目及全身肤色黄如橘子，不加以控制则会发展成黑疸，有致命的危险	就是汗色如黄柏汁，其原因在于人体出大汗时，却忽然进入水中洗浴。表现为人体四肢微微发肿，胸部胀满，但是不口渴	多由饮酒无度，大醉后受风、入水，使机体功能失调而致。症状为身目发黄、不能食、时欲吐、胸中烦闷而热等	与饮食相关，主要由于暴饮暴食，饥饱不均，湿热、食滞阻遏中焦所致。症状为头眩、烦闷、胃中不适、腹满、小便不利、大便溏泄、身面发黄等	多由大劳大热后又入水、受寒所致，纵欲房事，瘀血内阻也是主要病因。表现为全身及眼睛发黄，体热恶寒，小腹胀急，小便艰难

茵陈汤

功效与主治

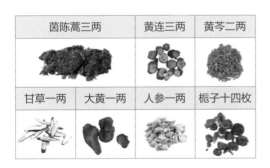

茵陈蒿三两	黄连三两	黄芩二两
甘草一两	大黄一两	人参一两	栀子十四枚

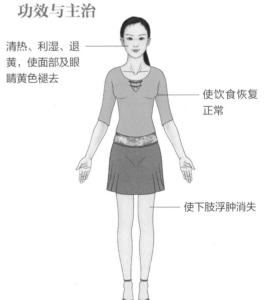

清热、利湿、退黄，使面部及眼睛黄色褪去

使饮食恢复正常

使下肢浮肿消失

煎服方法： 将全部药材用冷水泡20分钟左右，再用武火煎至水开，改用文火煎15分钟。

服药禁忌： 不是因为湿热引起的发黄忌服。

现代应用： 可以促进胆红素代谢，有一定的对抗肝损伤的作用。

温疟方
疟疾综述及其治法

说到疟疾，在中医理论里，它是一种由风导致的疾病之一，其发病呈现季节性、周期性的特点。比如，如果夏季受到暑气所伤，那么秋季就有可能出现疟疾病症。从阴阳辨证法的角度来说，寒属于阴气，风则是阳气，如果先被寒气所侵，其后又被风邪所伤，在临床表现上就是先发寒而后发热；同时，我们把秋季发作的症状称为寒疟。有时候，疟疾症状表现为先热而后寒。简言之，就是先受风邪侵扰，后又被寒邪伤害，因此出现先热而后寒的病状。这种在特定季节发病的就是温疟。

由风邪所致的温疟和寒疟，究竟是如何在人体内形成的呢？

首先就温疟而言，人体在冬天时会被风寒邪气侵袭，寒气由此侵于骨髓，春天遇到阳气便会发作。邪气不能自己排出，所以遇到大热天时，脑髓消泺，肌肉消瘦，腠理发泄，或者有所用力时，邪气会随汗水流出。在人体内，其邪气先藏在肾中，其气也是先从内泄出到外，这样导致阴虚而阳盛，阳盛就会发热。由于阴虚，邪气便会折返侵入人体，进而导致阳虚，阳虚就会发寒。因此先发热而后发寒，也就是我们所说的温疟的主要表现。

其次，针对瘅疟患者，临床表现通常为肺中平时有热，体内之气壅盛，并有逆冲向上的态势，中气实而不外泄，当有所用力时便会打开腠理，进而使风寒侵入皮肤之内、分肉之间，此时若用发汗法驱逐风寒，则会导致阳气壅盛，阳气壅盛不衰退就会成病。体内壅盛的阳气不进入循环，就会回返到阴部，因此只发热而不发寒。邪气积蓄于心中，向外侵入分肉之间，导致人肌肉消泺，身体枯瘦，发展为瘅疟病状。

需要说明的是，疟疾大多发生在四季交替、阴阳变换的时候。其病症通常也是从四肢的末端开始。当阳气受到伤害，阴气便会跟随其后。因而在阴阳之气还未聚合在一起时，也就是在疾病发作前一顿饭的时间，可以用细绳索紧束患者手足十指，阻止邪气侵入和阴气外泄，度过了这段时间，病症也就会消散。

中医诊脉临床证明，脉象弦数的疟疾患者多热，弦迟者多寒。脉象弦、小、紧的，可以用下法来治；若脉象紧而数的，可以发汗，或针灸。脉象弦而数的，是感受风邪而发热，用饮食调理的方法来治疗。弦迟的，可以用温法来治。脉象浮而大的，涌吐后就能痊愈。

疟疾呈现明显的周期性和季节性，并且患者形体消瘦，皮肤上出现有粟米状的颗粒。患者几乎每年都会复发，且连续三四年，或者连续几个月发作不停。原因在于疟疾患者肋下有痞块，所以值得提醒的是，在治疗疟疾时，切忌硬攻这个痞块。采用虚耗其津液的方法比较好。倘若服汤药后有微微发汗的症状，可盖上衣服发汗，汗出、小便通利就痊愈了。

恒山丸

恒山、甘草、知母、大黄各十八铢，麻黄一两。

将这几味药分别研为散末，再取蜜调和成如梧桐子大的丸药，饭前服用，每次五丸，每日两次。

常见疟疾与治疗

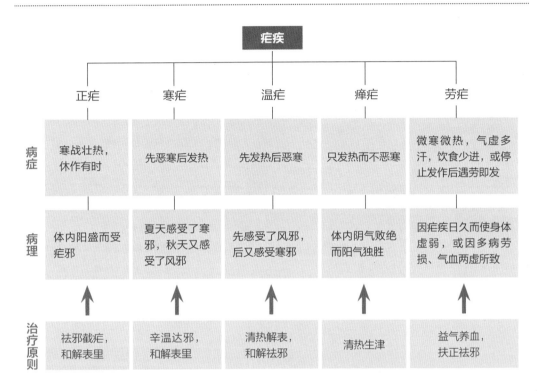

	正疟	寒疟	温疟	瘅疟	劳疟
病症	寒战壮热，休作有时	先恶寒后发热	先发热后恶寒	只发热而不恶寒	微寒微热，气虚多汗，饮食少进，或停止发作后遇劳即发
病理	体内阳盛而受疟邪	夏天感受了寒邪，秋天又感受了风邪	先感受了风邪，后又感受寒邪	体内阴气败绝而阳气独胜	因疟疾日久而使身体虚弱，或因多病劳损、气血两虚所致
治疗原则	祛邪截疟，和解表里	辛温达邪，和解表里	清热解表，和解祛邪	清热生津	益气养血，扶正祛邪

温疟的形成与表现

温疟的形成不是一朝一夕的事情，邪气侵入人体后总是先潜伏起来，遇到合适的条件时才会发作。温疟的形成和发作过程如下图所示。

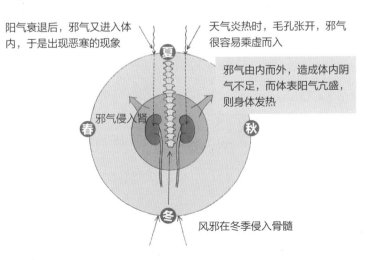

阳气衰退后，邪气又进入体内，于是出现恶寒的现象

天气炎热时，毛孔张开，邪气很容易乘虚而入

邪气由内而外，造成体内阴气不足，而体表阳气亢盛，则身体发热

邪气侵入肾

风邪在冬季侵入骨髓

乌梅丸

主治因远行、久经劳作，或者是寒热劳疟久治不愈、形体羸瘦、痰结胸膛、饮食减少等引起的疟疾病症。

豆豉、乌梅肉各一合，升麻、地骨皮、柴胡、恒山、前胡、鳖甲各一两，玄参、肉苁蓉、蜀漆、百合、人参、桂心、知母各半两，桃仁八十一枚。

将以上药材分别研为末，取蜜调和成丸药，空腹服用，以细茶水送服，每次三十丸，每日两次。

藜芦丸

主治的病症表现为五脏出现疟疾症候，六腑中仅胃腑有。若是胃腑患疟，则容易使人发内热，也就是人不时有饥饿感却不能食，食下就会胀满而腹大的病症，此方疗效神奇。

藜芦、恒山、皂荚、牛膝各一两，巴豆二十枚。

将藜芦、皂荚炒至黄色，然后与其他药材一起捣研为末，用蜜调和成如豆大的药丸，早晨服一丸，正发时再服一丸。

注意：服药期间不宜吃得过饱。

恒山丸

对于因脾热而成的脾疟，热气内伤不泄，偶尔渴或者不渴，出现发寒病症，腹中疼痛，肠中鸣，且出汗的症状时可服用此方。

恒山三两，鳖甲、知母各一两，甘草半两。

将以上四味药分别研为末，用蜜调和成如梧桐子大的药丸，用酒送服。每次十丸。

注意：发病前送服十丸，临发时服一次，正发时服一次。

恒山汤（一）

主治因肾热而发为肾疟，人体感觉凄然并伴有腰脊疼痛，屈曲转动困难，身体颤抖不定，同时大便艰难、目光浑浊、看东西模糊、手足寒冷的病症。

恒山三两，乌梅二十一枚，香豉八合，竹叶（切）一升，葱白一握。

将以上五味药材分别切细，取九升水熬取三升汤药，分成三份，至病发时服完即可。

针疗法也是治疗温疟比较简便的方法。

刺足厥阴经上的穴位，见血，则对肝疟有疗效。

刺足太阴经和足阳明经的支脉，见血，对胃疟病症有疗效。

刺手少阴经上的穴位，治心疟。

恒山汤（二）

主治因肺热而致痰积聚胸中，来去无常，最终导致肺疟，临床表现为人心寒，尤其是寒后又发热，且在发热时易受惊。

恒山三两，甘草半两，秫米二百二十粒。

将以上药材分别切细，取七升水熬取三升汤药，每次一升，取三次服用，至病发时服完即可。

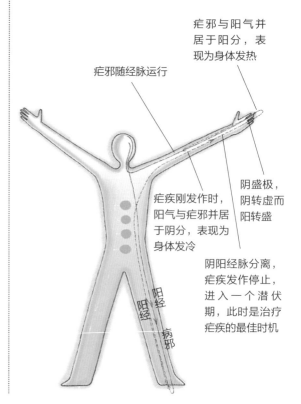

疟邪随经脉运行

疟邪与阳气并居于阳分，表现为身体发热

阴盛极，阴转虚而阳转盛

疟疾刚发作时，阳气与疟邪并居于阴分，表现为身体发冷

阴阳经脉分离，疟疾发作停止，进入一个潜伏期，此时是治疗疟疾的最佳时机

阳经

阳经

病邪

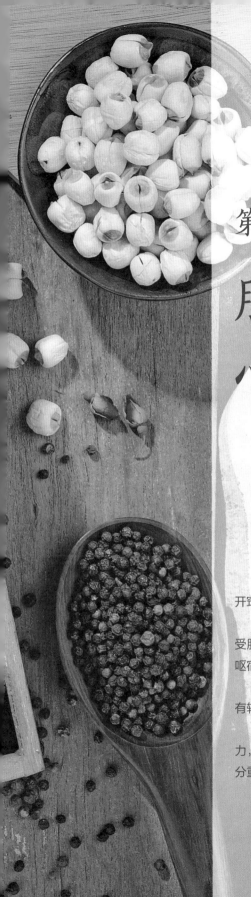

第五章

肝胆、脾胃、心肺疾病

　　肝，人体五脏之一，以代谢功能为主。它与胆互为表里，开窍于眼，肝气与眼睛相通，眼睛调和则能明辨五色。

　　胆，与肝的关系甚为密切，附于肝之短叶，与肝相连，受肝的掌管，肝合气于胆。倘若胆腑患病，其证候为口苦，呕宿汁，不时叹息，心中不安定，多恐惧。

　　脾胃居中焦，主受纳、腐热水谷。古时候，人们认为脾有辅助消化的作用，因此经常将脾胃同时介绍。

　　临床上，心肺功能是人体心脏泵血及肺部吸入氧气的能力，这两种功能直接影响到全身器官及肌肉的活动，因此十分重要。

一、肝胆疾病

肝胆脉论

在中医理论里，肝素有"郎官""将军之官"的美称，因为它与胆互为表里，肝脏开窍于眼，肝气与眼睛相通，眼睛调和则能明辨五色。左眼为甲，属阳木，右眼为乙，属阴木，肝气流通循环到紫宫穴（在胸部，当前正中线上，平等二肋间），通过爪甲可以察其状况。肝在外主管筋，在内主管血液。肝脏的结构，左边三叶，右边四叶，总共七叶。魂是五藏之中肝脏所藏，也称为魂藏。肝藏血，血藏魂。肝在气则话多，在液则泪多。肝气虚会表现出恐惧，肝气实会表现出易怒的情绪。肝气虚则会梦见苑中生草，肝气盛则会梦见伏在树下不敢起，或者是梦中发怒；若有逆乱之气侵入，则会梦见山林树木的情形。

在处于睡眠时，人体血液主要藏于肝。肝脏正常发挥储藏血液、调节血量、防止出血的作用，这样才使眼睛能看清东西，脚能行走，手掌能握东西，手指能抓东西。

五行当中，肝脏属木，与胆合成腑。足厥阴经（十二经脉之一，每侧 14 个穴位，左右两侧共 28 穴）属于肝脏的经脉，与足少阳胆经互为表里。肝脉为弦脉（有弓弦感觉的脉搏，是肝胆病的主脉），因为肝气在冬季生发，春季时旺盛。在春天万物萌生之时，肝气来势缓慢且弱，松缓且虚，所以肝脉为弦。肝气濡（意思是缓慢）则发汗困难，弱则不能泻下。人们常说肝脉要宽（松缓的意思）而虚，这是因为肝气宽则开，开则通，通则利。

胆与肝的关系甚为密切，附于肝之短叶，与肝相连，受肝的掌管，肝合气于胆。

在医书典籍中，胆被称为"中清之腑"。

因为胆与肝都具有疏泄的重要功能，且能调节制约各脏腑功能。在生理上，胆腑长 7 ~ 9 厘米，宽 2.2 ~ 3.5 厘米，其容积为 30 ~ 50 毫升。同时胆具有判断事物并做出决断的作用，能柔能刚，能喜能怒。在人体脏器中，胃、小肠、大肠、三焦、膀胱能够感受天之气，取法于大，因而泻而不藏，受纳五脏浊气，有"传化之腑"之称，也就是说它们所受纳之物不会久藏，最后都是要输送出体外的。相对而言，胆、髓、骨、脑、脉和女子子宫能够感受地气，取法于地，属阴，可藏精血，且藏而不泄，有"奇恒之腑"之称。日常生活中，五脏六腑有"实而不满""满而不实"的说法，这主要在于五脏是藏精气而不泻的地方，因其精气充满而不收受水谷，所以不能被充实。六腑的作用在于将食物消化、吸收、输送出体外，但是其虽充实却不能如五脏那样被充满，因为食物入口以后，胃里虽充实，肠里却是空的，等到食物下去时，肠中充实，而胃里又空了，所以有此说法。

胆实病症的脉象通常为左手关部阳实，这时患者会出现腹中不安、身体飘举不稳等症状，诊治的方法是在足少阳胆经上取穴，刺足上第二趾节后一寸处，即可痊愈。

倘若胆腑患病，其证候为口苦，不时叹息，心中不安定，多恐惧。咽喉中像有梗阻，常吐唾液；说明邪气在胆，而上逆于胃，胆液泄出而口苦，胃气上逆而呕苦汁，所以此症状也叫"呕胆"。建议诊察足少阳经的起止端，察看穴脉的陷下处而灸灼，患寒热症者可刺阳陵泉。对胃气上逆患者，刺足少阳血络，可使胆闭藏，再调节其虚实邪正之气，以消除邪气。

邪气在肝对身体的影响

肝主藏血，滋养全身。如果邪气停留在肝脏，其所滋养的部位就会直接表现出疼痛等症状。

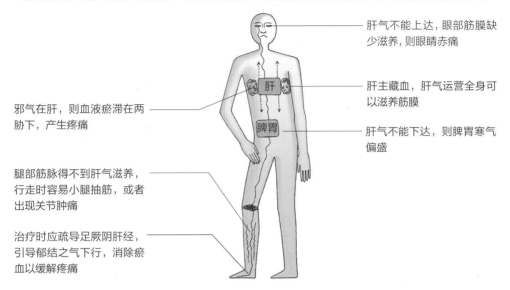

肝气不能上达，眼部筋膜缺少滋养，则眼睛赤痛

肝主藏血，肝气运营全身可以滋养筋膜

邪气在肝，则血液瘀滞在两胁下，产生疼痛

肝气不能下达，则脾胃寒气偏盛

腿部筋脉得不到肝气滋养，行走时容易小腿抽筋，或者出现关节肿痛

治疗时应疏导足厥阴肝经，引导郁结之气下行，消除瘀血以缓解疼痛

邪气侵犯人体不同部位造成的不同梦境

古人认为，邪气侵袭人体，会损害脏腑器官，从而使人产生不同的梦境。人体各脏腑器官属性和特点不同，邪气入侵不同的部位时，人所见的梦境也不同。至于事实是否如此，还有待商榷，此种说法仅供参考。

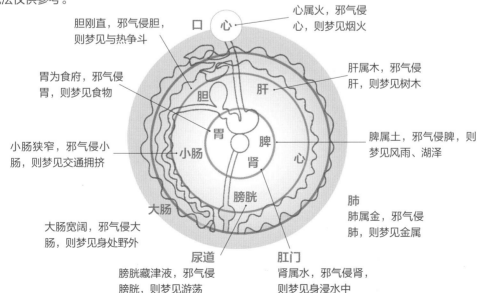

胆刚直，邪气侵胆，则梦见与热争斗

心属火，邪气侵心，则梦见烟火

胃为食府，邪气侵胃，则梦见食物

肝属木，邪气侵肝，则梦见树木

小肠狭窄，邪气侵小肠，则梦见交通拥挤

脾属土，邪气侵脾，则梦见风雨、湖泽

大肠宽阔，邪气侵大肠，则梦见身处野外

肺
肺属金，邪气侵肺，则梦见金属

膀胱藏津液，邪气侵膀胱，则梦见游荡

肾属水，邪气侵肾，则梦见身浸水中

肝胆虚实方
肝胆虚实不适方

防风补煎

主治眼昏，看不清东西，细看则眼中发花等肝虚寒病症。

防风、细辛、白鲜皮、川芎、独活、甘草各三两，陈皮二两，大枣二十一枚，蜜五合，甘竹叶（切）一斗。

取所有药材切细，加水一斗两升，先煮九味药物，取汁四升，除渣，下蜜再煎两沸，分四次服，白天三次，晚上一次。

注意：若是在五六月，需用干燥容器贮好，冷藏（可放于冰箱内冷藏）。

补肝汤

主治两胁下满，筋急，肝气不足，大口呼吸困难，四肢发冷，并且发病时心腹痛，眼睛不明；妇女心痛，膝热消渴，乳上生痈，爪甲干枯且口面发青等肝虚寒病症。

甘草、山茱萸、桂心各一两，大枣二十四枚，细辛、柏子仁、桃仁、茯苓、防风各二两。

先将准备的药切细，加水九升煮取五升药汁，除渣，分三次服，即可见效。

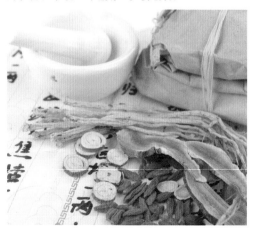

半夏千里流水汤方

治疗胆腑实热、精神不内守等症。

半夏三两，宿姜三两，远志二两，茯苓二两，生地黄五两，黄芩一两，秫米一升，酸枣仁五合。

先将除秫米外的所列药切细，取五斗水（长流水）煮秫米，达到起泡有声但未沸腾的状态，扬若数遍后澄清，用九升来熬取三升半汤药，分三次服。

温胆汤

治疗大病初愈、虚烦、入眠困难等胆寒病症。

半夏、枳实、竹茹各二两，陈皮三两，生姜四两，甘草一两。

先将所列药物切细，用八升水熬取两升汤药，分三次服，即可见效。

酸枣汤

对于虚劳烦扰、奔气在胸中、入眠困难的症状有良好疗效。

酸枣仁三升，人参、茯苓、桂心、生姜、知母各二两，甘草一两半，石膏四两。

先将除石膏外的药切细，用一斗水熬酸枣仁取七升，除药渣后加入其他药，熬成三升汤药，每次一升，一日三次，即可见效。

治虚劳且入眠困难的处方：

取酸枣、榆叶各等份研成粉末，用蜜调制成丸状，每次剂量为大小如梧桐子般十五丸，每日两次，疗效显著。

温胆汤

功效与主治

枳实二两	竹茹二两	陈皮三两
生姜四两	甘草一两	半夏二两

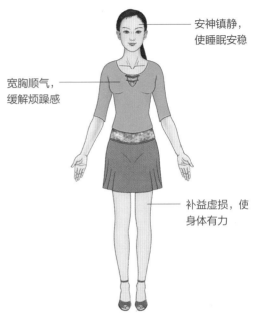

安神镇静，
使睡眠安稳

宽胸顺气，
缓解烦躁感

补益虚损，使
身体有力

煎服方法： 先将所列药物切细，用八升水熬取两升汤药，分三次服，即可见效。

服药禁忌： 阴虚者及孕妇慎用；服药期间忌食刺激性食物。

现代应用： 本方能养肝护胆，增强肠胃的收缩功能。

枸杞子

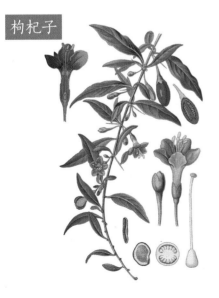

枸杞子歌诀

枸杞甘平，填精补髓，
明目润肺，阴兴阳气。

性味与归经： 性平，味甘；归肝、肾经。

功效与主治： 滋补肝肾，益精明目。主治肝肾阴虚之症，对精血不足所致的视物不清、腰膝酸软亦有疗效。

建议用量： 6~12克。

肝胆、脾胃、心肺疾病

坚症积聚方
治疗邪气积蓄的妙方

病症的积与聚是有区别的。所谓积，是指阴气积；而聚则是指阳气聚。阴气下沉称之为隐伏，阳气上浮称之为发动。因此可以说，五脏生成为积，六腑生成为聚。我们可以根据积聚的各自特点来进行辨别。聚是阳气，其始没有根本，上下无留止，作痛无固定的地方。积是阴气，其始有固定的地方，作痛也从不离开经脉的分属部位，上下有始有终，左右有穷有尽。

当人体经络遭受病邪后，病邪首先进入肠胃，五脏因此产生积聚之气，进而导致五脏积气等五积之症。

如何诊断肠中易患积病的症状呢？如果患者皮肤薄且无光泽，皮肉不坚实且柔弱，其肠胃也就容易被恶邪中伤，也就是伤恶。伤恶促使邪气滞留积聚，进而形成肠胃之积。倘若寒温接踵而至，则邪气就会加剧，等到邪气蓄积，也就形成了大聚。

伏梁病的症状表现通常是身体、腰、髀、股、胫都发肿，绕脐四周疼痛，多是由气血结滞所致。此病症不可妄动，动则会导致水溺病，

小腹盛满，且属于慢性病症，不易治疗。如果患者肠胃外面裹有脓血，千万不可进行诊治，否则每次治疗都有致命的危险。由于伏梁病症，下行会因其为阴而必下脓血，上行逼迫胃管穿出膈，在胃管内两侧生为痈。倘若是在脐上则为逆，切勿妄动企图祛除，因为病气渗出大肠依附在肓上，肓的本源在脐下，容易出现绕脐四周的疼痛症状。

陷胸汤

主治胸中心下结积、饮食消化不良等症。

甘遂一两，大黄、黄连、瓜蒌实各二两。

先将药切细，用五升水煮取两升五合药汁，分三次服，即可见效。

甘遂汤

主治腹部坚满、暴坚久痞等症状。

甘遂、黄芩、芒硝、桂心、细辛各一两，大黄三两。

将药物切细，加八升水煮取两升半药汁，分三次服，即见疗效。

神明度命丸

此方对于长期患有大小便不通、腹内积聚、气上逆抢心、腹中胀满、逆害饮食等病症有一定疗效。

芍药、大黄各二两。

先将二味药研制成末，制成蜜丸。每次剂量如梧桐子大四丸，一日三次。

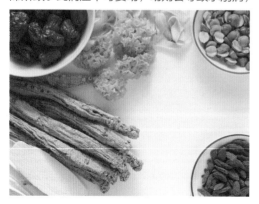

陷胸汤

功效与主治

甘遂一两	大黄二两
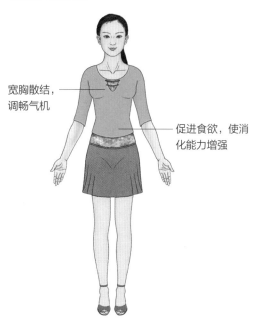	
黄连二两	瓜蒌实二两

宽胸散结，
调畅气机

促进食欲，使消
化能力增强

煎服方法：将以上药物切细，加八升水煮取两升半药汁，分三次服，即见疗效。

服药禁忌：孕妇慎用；服药期间忌食刺激性食物。

现代应用：本方能镇痛，增强胃肠道功能，主治消化不良。

甘遂

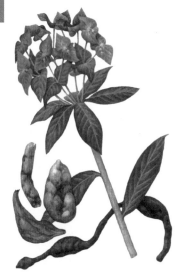

甘遂歌诀

甘遂苦寒，破癥消痰，
面浮蛊胀，利水能安。

性味与归经：性寒，味苦；归肺、肾、大肠经。

功效与主治：泻水逐饮，消肿散结。主治水肿、停饮等症，另对癫痫病具有治疗效果；外用还可以治疮毒。

建议用量：0.5～1克。

万病丸散方
丸散剂疗病验方

"凡事预则立，不预则废""防患于未然"，治病养生更是如此。古代各种药典经集里广泛搜集了各种药方以备意外之需，以使仓促急迫之间应手而得。但是因为这些药方大多零散，且散见于各经书中，所以人们利用起来常常比较困难。本卷中精选了人们日常生活中重要的药方，编成万病丸散一章，希望使用者即阅即得，为己所用。

三物备急丸

主治心腹中各种突发性疾病。

干姜、大黄、巴豆各等份。

三药都须精新，剂量随意。先将干姜、大黄制成散药，再单独研巴豆如脂，加入散药合捣一千杵，随即可用。也可加入蜜调制成丸药，用密器贮存以防药气挥散。

大金牙散

主治百疰不祥及一切蛊毒，包括医生都无法救治的病症。

金牙、鹳骨、石膏各八分，大黄、鳖甲、栀子仁、鬼督邮、龟甲、桃白皮、铜镜鼻、干漆各四分，桂心三分，龙牙、白术、雷丸、胡燕矢各六分，芍药三分，樗鸡、芜青各七枚，桃奴、巴豆各十四枚，射干、升麻、徐长卿、鸢尾、犀角各三分，蜂房、细辛、干姜、芒硝、由跋、马目毒公、羚羊角、蜣螂、龙胆、狼牙、雄黄、真朱各三分，地胆七枚，活草子六分，铁精、赤小豆各二合，芫花、莽草、射罔、乌梅各一分，蛇蜕皮一尺，甘草、狼毒各三分，斑蝥七分。

先将所列药材治择捣筛后制成散药，每次

一刀圭（刀圭：中药的量器名），可逐步增加到两刀圭。将其佩带在身上，有辟除百邪的特殊疗效。

小金牙散

主治脚弱风邪、南方瘴疠疫气、鬼疰等。

金牙五分，莽草、雄黄、乌头、草薢、黄芩、蜀椒、由跋、桂心、天雄、朱砂、麝香各二分，干姜三分，黄连四分，蜈蚣（六寸者）一枚，细辛、萎蕤、犀角各三分，牛黄一分。

先将除牛黄、麝香外的药材治择捣筛后制成散药，再与牛黄、麝香合在一起捣三千杵。以温酒送服五钱匙，白天三次，夜间二次，至见效。可用绛袋盛装于一方寸匙大小佩带于腰间，男左女右，夜行时将药涂在人中上，早晨、傍晚有雾露时也涂上。

服丸药患者，需细下筛，制成如梧桐子大的药丸，每次服七丸。如果是服散药患者，在细下筛后，和酒、水、浆而饮，每次一方寸匙即可，以见效为准，可适当加量。

患者在服用散药期间，最忌早起吃饭。如吃了早饭，必定引发大吐。此症虽无大害，但等平静后，会感觉咽喉疼痛，且持续两三天才能好转。凌晨服用，需等到中午药效起作用后，才可吃些冷饭熬取的酱，等午后药效发力后，就可任意进食。药物还未发作时，最好不要勉强起床走路，否则易出现胸闷眩晕、眼睛昏花、心中迷绝等驱逐风邪引起的病症。

三物备急丸

功效与主治

巴豆等份	大黄等份
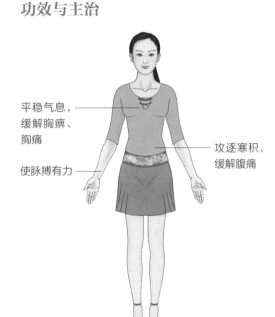

干姜等份

平稳气息，
缓解胸痹、
胸痛

攻逐寒积，
缓解腹痛

使脉搏有力

煎服方法：先将干姜、大黄制成散药，再单独研巴豆如脂，混合诸药制成丸药即可。

服药禁忌：孕妇慎用。

现代应用：本方能有效缓解便秘，还有抗菌消炎、降低血压的功效。

白前

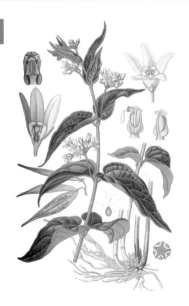

白前歌诀

白前微寒，降气下痰，
咳嗽喘满，服之皆安。

性味与归经：性微寒，味辛、苦；归肺经。

功效与主治：降气化痰。本品擅于祛痰、降肺气，主治咳嗽痰多之症，尤以治疗痰湿或寒痰阻肺最为擅长。

建议用量：3~10克。

风虚杂补酒煎方
药酒杂用综述

巴戟天酒

主治虚弱羸瘦、五劳七伤、食量大而下气、阳痿不能行房等各种病症。

巴戟天、牛膝各三斤，生地黄、麦门冬、防风、枸杞根皮各两斤。

所列药均需生用。将其分别切细，用一石四斗酒来浸泡，七天后去掉药渣，温服。连续加饮，不宜过多。

五加酒

主治虚劳不足等病症。

枸杞根皮、五加皮各一斗。

将所列药分别切细，用一石五斗水来熬取七斗汁，取四斗，浸一斗曲药，剩下的三斗用来拌饭，用平常的酿法下米，熟后压取汁来服用，多少随意。

散药

茯苓、人参、石斛、牛膝、柏子仁、杜仲、细辛、独活、桂心、覆盆子、陈皮、胡麻仁、白术、

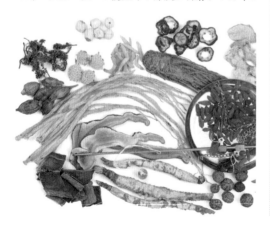

萎蕤、菖蒲、远志、泽泻、薯蓣、枳实、川芎、黄芪、肉苁蓉、续断、狗脊、草薢、白芷、巴戟天、五加皮、大豆、黄卷、茯神、石南各二两，薏苡仁一升，阿胶十两，甘草六两，蜀椒一升，大枣（熬成膏状）一百枚，蔓荆子三两，鹿角胶五两。

将除大枣外的所有药物捣筛后制成散药，加入以上熬的药中，加牛髓三升、鹿髓三升，疗效更佳。

注意：这一处方所列药材均须在九月下旬采收，到立冬日制作服用，直至五月上旬止。

填骨万金煎

主治内劳少气、腰脊痛、寒疝里急、腹中喘逆等症状。

生地黄（取汁）三十斤，肉苁蓉、甘草、阿胶各一斤，桑根白皮（切）八两，干地黄两斤，牛髓三斤，清酒四斗，石斛一斤五两，当归十四两，干姜二十两，麻子仁三升，桔梗、五味子各五两，白蜜十斤，麦门冬两斤，大枣一百五十枚，蜀椒四两，茯苓、干姜、桂心各八两，附子、人参各五两。

先将以上除生地黄、牛髓、白蜜的药物用两斗六升清酒浸泡，再放入桑根白皮、大枣、阿胶、麻子仁，刻个记号，然后加一斗四升酒，待熬到前次做的刻度出现的时候，去除药渣；在铜器中加入白蜜、生地黄汁、牛髓，用开水熬煮，再加入其他药末，熬半日左右，直至可以制成丸药为止，再用大瓮盛装。

巴戟天酒

功效与主治

巴戟天三斤	牛膝三斤	生地黄二斤
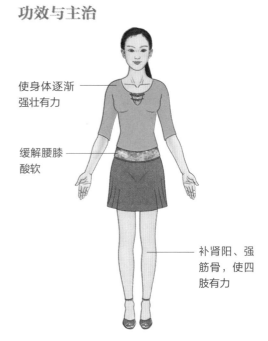		
麦门冬二斤	防风二斤	枸杞根皮二斤

使身体逐渐强壮有力

缓解腰膝酸软

补肾阳、强筋骨，使四肢有力

煎服方法： 将诸药分别研细，用一石四斗酒来浸泡，七天后去掉药渣，温服。

服药禁忌： 本酒夏季不能服用；服用期间忌食刺激性食物。

现代应用： 本药能强健体质，增强肾功能。

巴戟天

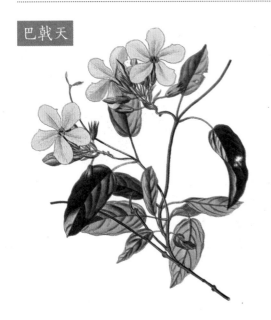

> **巴戟天歌诀**
>
> 巴戟辛甘，大补虚损，
> 精滑梦遗，强筋固本。

性味与归经： 性微温，味甘、辛；归肝、肾经。

功效与主治： 补肾助阳，祛风除湿。主治男性阳痿不举、女性宫冷不孕之症，对小便频数，以及肾虚导致的腰膝酸软亦有疗效。

建议用量： 5～15克。

肝胆、脾胃、心肺疾病

地黄小煎

主治七伤五劳，对于虚弱羸瘦且憔悴的症状疗效亦佳。

干地黄（末）、猪脂各一升，胡麻油半升，白蜜两升。

将药材放入铜器中熬至可制成丸药的程度，以汤水送服，剂量如梧桐子大的三丸，日服三次，可渐加至十丸。

陆抗膏

主治枯瘦虚冷、无精打采及各种虚损不足的症状。《经心录》中说，此方对劳损百病、风湿等具有神效，男女皆宜。

牛髓、羊脂（《经心录》中用猪脂）各两升，生姜汁、白蜜、酥各三升。

先熬酥至熟，加入生姜汁后加入白蜜，最后加入羊脂、牛髓，然后以微火熬，使汤汁沸三次，等到熬尽为膏状即成，搅拌凝结。以温酒送服，剂量依据个人体质而定。

桃仁煎

桃仁（研为末）、胡麻仁（研为末）各一升，酥半斤，牛乳五升，生地黄（取汁）十斤，白蜜一斤。

将所列药材一起熬至如饴，随即服用即可。

治五劳七伤方

白羊头蹄（治净后用草火烧至红色状，并以净药棉急塞其鼻孔）一具，葱白一升，豉两升，胡椒、荜茇、干姜各一两。

先用水煮白羊头蹄至半熟，然后加入其他药物熬到极烂，除去药后，冷暖任意服用。日用一具，七日用七具。

注意禁醋、滑、五辛、生、冷、陈臭等食物。

虚劳滋补方

白术一升，羊肚（切）一具。

以两斗水来熬药至六升汤药，每次两升，日服三次。

猪肚补虚方

猪肚一具，人参五两，蜀椒一两，干姜二两半，葱白七两，白粱米（《千金翼方》用粳米）半升。

将所列药材切细后调和均匀，与白粱米一起纳入猪肚中并缝合上，不可泄气，加四斗半水以缓火熬烂，空腹食用，疗效甚佳。

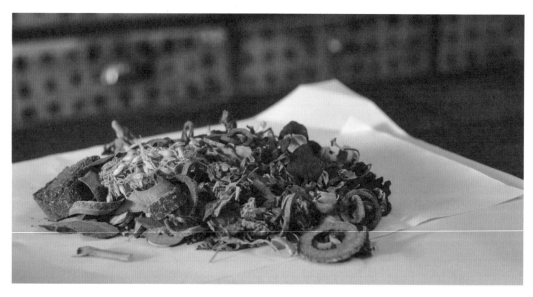

地黄小煎

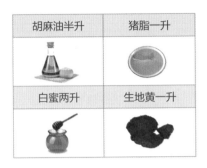

胡麻油半升	猪脂一升
白蜜两升	生地黄一升

功效与主治

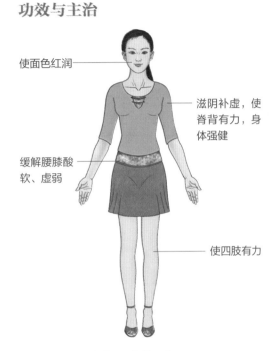

使面色红润

滋阴补虚，使脊背有力，身体强健

缓解腰膝酸软、虚弱

使四肢有力

煎服方法： 将四味药物放入锅中，熬膏制成丸。日服三次，剂量如梧桐子大的三丸。

服药禁忌： 用药期间忌食刺激性食物。

现代应用： 本方能增强机体免疫力，强身健体，增强心脏功能。

胡麻

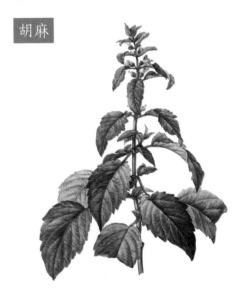

胡麻歌诀

胡麻仁甘，疗肿恶疮，
熟补虚损，筋壮力强。

性味与归经： 味甘，性平；归肝、肾、大肠经。

功效与主治： 补肝肾，益精血，润肠燥。本品主治精血不足之头晕目花、须发早白、肝肾不足之腰膝酸软，以及妇女产后血虚津枯之肠燥便秘等。

建议用量： 10～30克。

二、脾胃疾病

脾胃脉论

脾主意，是意归藏的地方。脾一般重两斤三两，长五寸，宽三寸，脾四周脂状膜半斤，主统摄血液，温暖五脏。脾又称"俾俾"，名为意藏，主藏营气，与时节相对应，所以说脾藏营气，营藏意。脾在液表现为涎，在气表现为噫。脾气实就会让人感到腹胀，大小便不利。脾气虚就会导致五脏不安稳，四肢不举。脾气盛就会梦见欢歌笑语，身体沉重，手足不能举动。脾气虚容易梦见吃不饱，在属土的时节就会梦见搭建房屋。逆乱之气入侵脾脏，人就会梦见风雨大作。这些都是古代医书上的一些说法。

病是先从脾上开始的，腰酸背痛，身体壅塞不通。病邪第一天到达胃部，就会引起腹胀腹痛；第二天就会累及肾脏，导致小腹痛、腰脊痛；第三天，病邪到达膀胱，引起背脊筋痛、小便不通；第十天过后还未康复，人必定会死亡。夏天死于傍晚，冬天死于人定亥时。病在脾脏，早上症状严重，日中相持指病不愈也不死，可以支持，午后申酉时平静，下午二时左右神情清爽，病情有所缓和。

胃受制于脾，口唇是其外在表现。胃受纳水谷，被称为"仓廪之官"。肌肉隆起部细小的，胃就薄。肌肉隆起部小而细的，胃不坚实。肌肉隆起部坚大的，胃就厚。肌肉隆起部与身体不相称的，是胃的位置低。胃的位置低的，胃脘收束。肌肉隆起部不坚实的，是胃平缓。肌肉隆起有像小果核那样突起的，是胃急。肌肉隆起部有像很多小果核一样相连的，是胃结。胃结的人，胃上脘收敛而不通利。

胃迂回盘屈，一般一次可以接纳水谷三斗五升。一般人不饮不食，七天就会死去。这是什么道理呢？因为，人一天中一般要排泄五升排泄物。七天，五七就是三斗五升，留在肠胃中的三斗五升水谷就排泄完了，水谷精气与津液也就消耗完了。所以，人不饮不食七天便会死去。

如果胃被五谷充满，就会出现脸颊涨红、胸部突张、颈部肿胀，而且从上焦泄出了五谷的精微之气；同时，会从下焦向下泄到小肠，这样，肠胃所接受的水谷之气就被泄尽了。一般人不会出现上面所说的情况。胃一旦充实，肠就会空虚；而肠充实的时候，胃就会空虚。因为只有胃与肠交替空虚与充实，气才能上下运行，血脉才能得以通顺，五脏才能和谐运作。所以，五脏之气不足时，可以通过补胃气来调和。

右手关上脉象浮而芤时，脉象浮就是有阳邪，脉象芤就是有阴邪，阳邪与阴邪相抗争，就会使胃气生热，而将胃的阳气推向极致。跌阳脉浮大的，是胃虚烦，每天至少排泄两次。就算轻微的运动也会引起头疼脑热，这是胃气过旺。但是如果人没有了胃脉，就会出现吞酸、头痛、胃寒等症状，此时可针刺足太阴脾经上位于足大趾后一寸的公孙穴。右手关上脉象阳实的人，是胃实证，人会苦于肠中急促，不思食物，消化不良。此时可针刺足阳明胃经上的位于足上动脉处的冲阳穴。腹胀满，胃脘疼痛，胃气上逆引起两胁膈咽不通，饮食不下的，可针刺足三里穴。

脾的运化与升清

进入胃中的食物被腐熟，再由脾将胃中的水谷精气运送到五脏六腑，这是五脏六腑的营养来源。

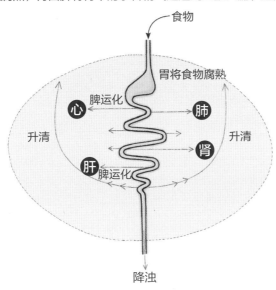

一般人七天不进食就会死亡

肠胃的容量是有限的，但人的排泄却是每天都在进行。所以，人如果不吃不喝，坚持不了多久就会死亡。一般情况下，人不吃不喝，只能坚持七天。

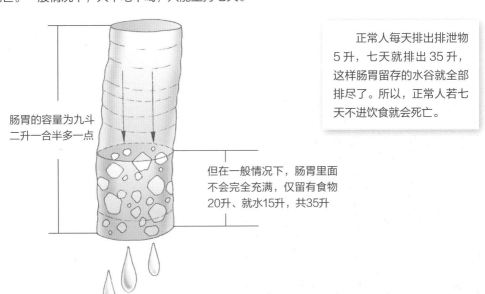

肠胃的容量为九斗二升一合半多一点

但在一般情况下，肠胃里面不会完全充满，仅留有食物20升、就水15升，共35升

正常人每天排出排泄物5升，七天就排出35升，这样肠胃留存的水谷就全部排尽了。所以，正常人若七天不进饮食就会死亡。

肝胆、脾胃、心肺疾病

145

脾胃虚实方
强健脾胃，补益虚损

脾虚冷

脾虚冷的表现是右手关上脉象阴虚，即足太阴经阴虚，症见泻痢、气逆腹胀、肠中鸣叫、呕吐不止、心烦、无法入睡。

胃虚冷

足阳明胃经阳虚会出现右手关上脉象阳虚的征象。病人会出现腿脚发冷、失眠、目痛、腹痛、耳鸣、忽冷忽热、唇口发干、面目浮肿的胃虚冷症状。

大黄泻热汤

治疗脾脉厥逆所致身体沉重、大腹中热、心烦、腹部发胀、饮食不下、心胸彻痛、舌强直等。

大黄、甘草各三两，茯苓、泽泻、黄芩、芒硝、陈皮、细辛各二两。

将以上八味药切细，将大黄、芒硝外的药材加水七升煮取三升三合，去渣；将事先浸泡了一夜的大黄置入，再煎两沸，去渣后下芒硝，分三次服。

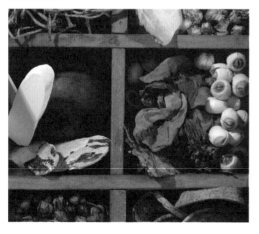

人参散

主治胃中虚寒，全身骨节痛，身体消瘦枯黄。

远志一两，人参、细辛、甘草各六两，干姜二两，吴茱萸二分，蜀椒三分，麦门冬、桂心、当归各七分。

将以上十味草药筛后制成散药，饭后，用温酒送服方寸匙。

补胃汤

治皮肤干燥，少气、口苦。

桂心、防风、细辛、柏子仁、陈皮各二两，甘草一两，川芎、吴茱萸、人参各三两。

将以上九味药研细，用一斗水煎出汤药三升，分成三次服用。

泻胃热汤

射干、茯苓、栀子仁、升麻各二两，芍药四两，白术五两，蜂蜜、生地黄汁各一升。

将以上前六味药切细，与生地黄汁加七升水煎汁一升半，去掉药渣，再熬两沸，然后加入一升蜂蜜煎取三升汤药，分三次饮用。老人小孩酌情加减。

温脾丸

治疗久病虚弱、脾气不足所致的消化不良、连连嗳气。

大黄、黄柏、黄连、大麦蘖、吴茱萸、神曲、桂心、细辛、附子、当归、干姜各一两。

将以上十一味药研末，用蜜制成如梧桐子大的药丸，空腹，用酒送服十五丸，一日三次。

大黄泻热汤

功效与主治

泽泻二两	茯苓二两	甘草三两	黄芩二两
芒硝二两	陈皮二两	细辛二两	大黄三两

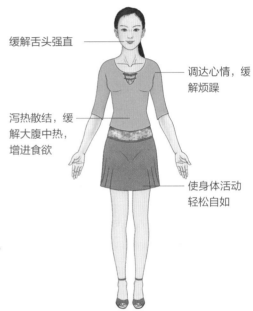

缓解舌头强直

调达心情，缓解烦躁

泻热散结，缓解大腹中热，增进食欲

使身体活动轻松自如

煎服方法：先煎煮除大黄、芒硝外的药物，后放入浸泡一夜的大黄，再放芒硝，一日分三次服。

服药禁忌：孕期及经期妇女禁用；服药期间忌食刺激性食物。

现代应用：本品能增强肠胃蠕动，增进食欲，还有杀菌、抗菌的作用，主治痢疾杆菌、流感病菌感染。

泽泻

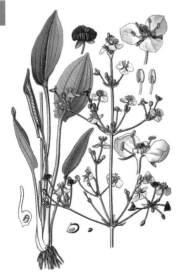

> **泽泻歌诀**
>
> 泽泻甘寒，消肿止渴，
> 渗湿通淋，阴干自遏。

性味与归经：性寒，味甘、淡。归肾、膀胱经。

功效与主治：利水渗湿，清泻热毒。主治水肿、泄泻及小便不利等症，尤宜擅长治疗小便不通畅、水湿停蓄所致的水肿。

建议用量：5~10克。

秘涩方
缓解便秘，治疗大便不通

有的人在流行病治愈后，却出现了大便不通，甚至导致死亡。这种大便不通的病看似无关紧要，若没有及时就诊而耽误了最佳治疗时间，可发展到无药可医的地步，实在令人扼腕叹息。

趺阳脉浮而涩，脉浮是胃气强，涩就是小便多，浮涩两种脉气相搏，大便就会变得干燥，也就是脾约病，主因是脾虚津少、肠液枯燥。患脾约病的人，大便干燥，小便利而不渴，可服用麻子仁丸。

便秘方

大黄八两，桑白皮、乌梅各五两，杏仁、芍药各四两，麻仁、芒硝各二两。

将以上七味药切细，加水七升煮汁三升，分三次服。

麻子仁丸

麻子仁两升，大黄一斤，杏仁一升，枳实、芍药各八两，厚朴一尺。

将以上六味药研磨成粉状，用蜜调制成如梧桐子大的药丸。每次五丸，一日三次，以后渐加至十丸。

三黄汤

治疗下焦热结、大便不通。

大黄三两，栀子十四枚，甘草一两，黄芩二两。

将以上四味药切细，加水五升煮汁一升八合，分三次服。若大便秘结十分严重，可加芒硝二两。

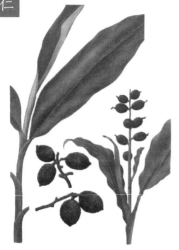

缩砂仁

缩砂仁歌诀

砂仁性温，养胃进食，
止痛安胎，行气破滞。

性味与归经：性温，味辛；归脾、胃经。
功效与主治：化湿行气，温中止泻。主治脾虚气滞引起的脘腹胀痛、食物积滞不化之症，同时对脾胃虚寒引起的呕吐、腹泻有疗效；另可缓解产妇因气滞而引起的胎动不安。
建议用量：3~9克。

痼冷积热方
祛寒气，促饮食

如果人体着凉而受了寒邪，就会出现流鼻涕、口干燥、打哈欠、下痢、打喷嚏，严重的还会发热。如果中了寒邪，人的脉象沉而弦；如果脉象双弦的，是寒证。脉数而弦的，应当去除体内寒气。

大建中汤

主治心胁冷痛，呕吐不能饮食，饮食下咽后好像腹中寒气向上冲而致上下疼痛。

蜀椒二合，人参二两，干姜四两，饴糖一升。

将以上前三味药切细，加水四升煎取汤药两升，去渣加入饴糖，用微火煮取一升半，分成三份。服汤间隔如煮三斗米饭的时间，可食用粥两升左右辅助。

曲末散

主治心腹寒冷痼块。

曲末三升，白术五两，桂心、干姜各三两，蜀椒、吴茱萸各二两。

将以上六味药碾成粉末后，捣筛成药散。每次空腹用酒饮服方寸匕，每天两服。连服五剂，寒气顿消。

露宿丸

矾石四两	乌头四两
桂心四两	制附子四两

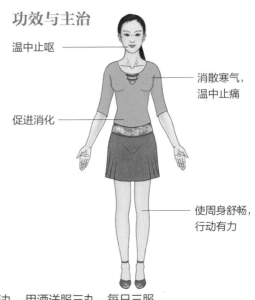

功效与主治

温中止呕

消散寒气，温中止痛

促进消化

使周身舒畅，行动有力

煎服方法： 上药研末，加入蜂蜜制成如黄豆大的药丸。用酒送服三丸，每日三服。

服药禁忌： 孕妇慎用；服药期间忌食刺激性食物。

现代应用： 本方能抗菌消炎，对大肠杆菌、金黄色葡萄球菌均有明显的抑制作用，可增强胃肠道功能，促进消化。

各种痢疾方
冷痢与热痢的调治

患热痢、冷痢者，有的一天要上厕所数十遍，真是苦不堪言，但只要遵循医嘱进行治疗，都能很快痊愈。可是有些人觉得药苦而不肯尽早服药，却指望疾病能自然痊愈。如此错过最佳治疗时机，而使病势一天天严重，胃气渐渐衰弱，心力俱微，饮食和药物都吃不进去了，疾病自然久不能愈，于是就说痢疾难以治疗，这其实都是自己耽误了治疗。另外，患者应该特别忌口，病情严重的在病愈一百天后仍须谨慎饮食，病情稍轻的也须忌口一个月。古今治痢病的处方有成千上万种，不可能全都记录在此，本书中只选择其中疗效确切的药方。虽然这些药方已有清楚记载，但如何发挥它们的功用，则全在人们各自运用。

凡是服用止痢药的，刚开始都会感觉病情加重，有人不懂得其中道理，就停止服药，这样做是完全错误的。如果是不对症的药，当然就不能继续服用了；只要是对症下药，就算下痢次数增多也应坚持继续服用药物，两三次后，效果就出来了。

苦参陈皮丸

治热毒痢。

苦参、陈皮、蓝青、鬼臼、黄柏、甘草、独活、黄连、阿胶各等份。

将以上药材研成细末，以蜜与烊化的阿胶相调和，制成如梧桐子大的丸药，阴干。每次以汤水送服十丸，每日三次，突然下泻与久痢的患者用此方有很好的疗效。

温脾汤

治下痢过久而下痢物呈红白色，以脾胃寒为证候。

大黄四两，附子一枚，干姜、甘草、人参各二两。

将除大黄的四味药切细，以八升水来煎取两升半汤药，分三次服用。起锅时加入大黄。

治下痢绞痛、肠滑而不得痊愈的处方：

黄连六两，阿胶、鼠尾草、当归、干姜各三两。

以上除阿胶外的药分别切细，若大便冷、白、多，以一斗清酒来熬取三升汤药，分作三次服用。发热以及不痛者，去掉干姜、当归，以水来熬。

治疗长期患冷热赤白痢的处方：

大黄、桂心各三两，附子、人参、干姜各一两。

将以上五味药分别切细，用七升水来熬制两升半汤药，分三次服用。

桃花丸

治疗脐下搅痛、冷痢。

干姜、赤石脂各十两。

将以上两味药加蜜制成如豇豆大的蜜丸，每日三次，每次服十丸，以后逐渐增加到二十丸。

温脾汤

功效与主治

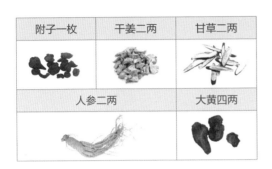

附子一枚	干姜二两	甘草二两
人参二两		大黄四两

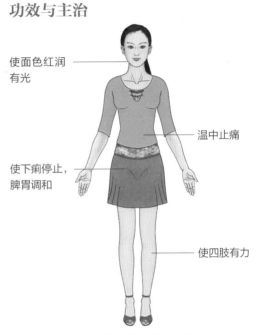

- 使面色红润有光
- 温中止痛
- 使下痢停止，脾胃调和
- 使四肢有力

煎服方法： 将除大黄外的所有药材研细，以八升水来煎取两升半汤药，起锅时加入大黄，分三次服用。

服药禁忌： 孕妇慎用；服药期间忌食刺激性食物。

现代应用： 本药方能抗病毒、消炎，还有抗溃疡、抑制胃酸分泌、缓解胃肠平滑肌痉挛的作用。

秦艽

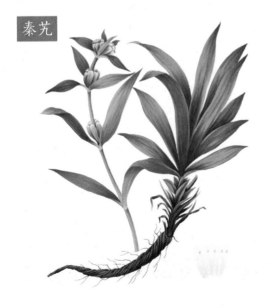

秦艽歌诀

秦艽微寒，除湿荣筋，
肢节风痛，下血骨蒸。

性味与归经： 性微寒，味辛、苦；归胃、肝、胆经。

功效与主治： 祛风逐湿，通络止痛，清退虚热。主治风湿痹痛、中风所致的半身不遂，以及疳积发热等症。

建议用量： 3~9克。

椒艾丸

治疗下痢三十年，消化不良，四肢沉重，容易晕倒，肌肉松弛，两足冰凉，腹中火热。

蜀椒三百粒，熟艾一升，乌梅一百枚，干姜三两，赤石脂二两。

将蜀椒、干姜和熟艾筛过；乌梅放于一斗米下蒸至饭熟，去掉核，加入蜀椒、干姜，一起捣三千杵，以蜜调和制成如梧桐子大的药丸，每日服三次，每次十丸。如果不愈，可增加到二十丸，另加黄连一升。

厚朴汤

治疗三十年痢疾未绝。

厚朴、阿胶、干姜各二两，黄连五两，艾叶、石榴皮各三两。

将以上六味药分别切细，以七升水来熬取两升汤药，分两次服用。

七味散

治疗下痢长期不愈。

黄连八分，龙骨、赤石脂、厚朴、乌梅各二分，甘草一分，阿胶三分。

将以上药物经拣择捣筛制成散药，每次用浆水送服，每日服两次。

马兰子丸

治积冷而下白脓痢。

炒熟马兰子一升，干姜、附子、甘草各二两，阿胶、神曲、大麦蘖各五两，黄连三两，蜀椒五合。

将以上九味药研成粉末，加蜜做成如梧桐子大的蜜丸，每次服二十丸，每日一次，直到见效为止。

乌梅丸

治疗下痢数十年。

乌梅、干姜、黄连、吴茱萸各四两，当归三两，桂心二两，蜀椒一两半。

将以上七味药研成末，加蜜制成如梧桐子大的蜜丸，每日饭后服十丸。

猪肝丸

治疗下痢、肠滑。

炒干的猪肝一斤，黄连、乌梅、阿胶各二两，胡椒三两。

将以上五味药研成末，加蜜制成如梧桐子大的蜜丸，每次用酒送服二十丸，每日三次。

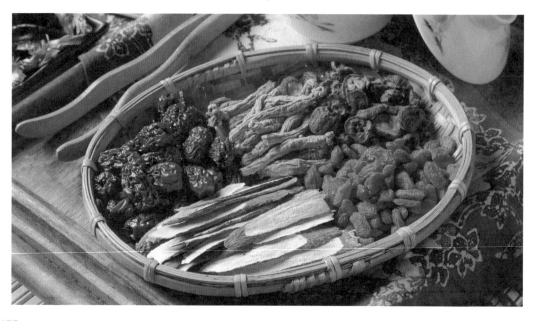

厚朴汤

功效与主治

厚朴二两	阿胶二两	干姜二两
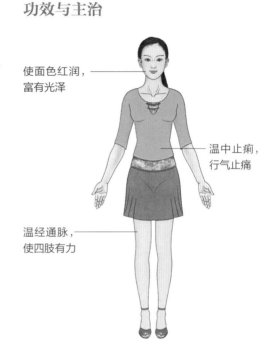		
黄连五两	艾叶三两	石榴皮三两

使面色红润，富有光泽

温中止痢，行气止痛

温经通脉，使四肢有力

煎服方法： 将以上六味药分别研细，以七升水来熬取两升汤药，分两次服用。

服药禁忌： 阴虚内热者遵医嘱用；服药期间忌食刺激性食物。

现代应用： 本方具有镇痛、杀菌、抗炎的功效，对痢疾具有治疗作用。

石榴皮

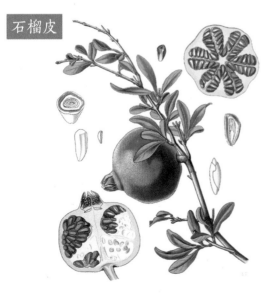

石榴皮歌诀

石榴皮酸，能禁精漏，
涩肠止痢，染须尤妙。

性味与归经： 性温，味酸、涩；归大肠经。

功效与主治： 涩肠止泻，止血收敛。石榴皮能涩肠道，止泻痢，是治疗久泻、痢疾的常用药物，同时还能治疗便血、崩漏之症。

建议用量： 3～10克。

肝胆、脾胃、心肺疾病

153

噎塞、胀满方
对症的紧急处理

《古今录验》中记载：五噎，即气噎、忧噎、劳噎、食噎、思噎。气噎，指上下不通，嗳气，心悸，胸胁苦痛；忧噎，指阴天时就四肢厥逆，心下悸动，手足逆冷；劳噎，是指气膈，胁下支撑胀满，胸中填塞，手足逆冷；食噎，是指进食引起胸中堵塞闷痛，气喘；思噎，是指心中悸动，健忘，视力下降。

五噎丸（一）

主治使人噎塞的五种气。

桂心、防风、人参、甘草、半夏、附子、细辛各二两，吴茱萸、芍药、乌头、紫菀、干姜各六分，枳实一两。

将以上十三味药研为粉末，用蜜调制成如

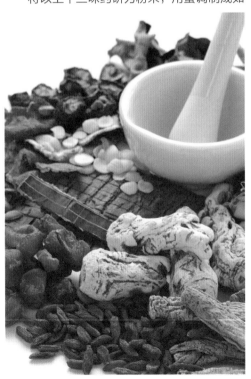

梧桐子大的药丸。每天三次，每次用酒送服五丸。如果效果不显著，就加到每次十五丸。

五噎丸（二）

主治呕逆、气逆、饮食不化、气瘀。

干姜、茱萸、桂心、蜀椒、人参各五分，细辛、茯苓、白术、附子各四分，陈皮六分。

将以上十味药研磨成粉，用蜜调和成如梧桐子大的药丸。每日三次，每次用酒送服三丸。如果效果不显著，就加至每次十丸。

竹皮汤

主治噎气而不能出声。

竹皮、细辛各二两，生姜、通草、甘草、人参、桂心、茯苓、藤黄、五味子各一两。

将以上十味药切细，用水一斗煮竹皮，然后除去竹皮加入其他药，一起煎取汤药三升，分三次饮用。

羚羊角汤

主治饮食不下、气噎不通。

羚羊角、陈皮、通草各二两，厚朴、吴茱萸、干姜各三两，乌头五枚。

将以上七味药切细，加水九升煎取汤药三升，分成三等份，每日服三次。

通气汤

主治胸满气噎。

桂心三两，半夏八两，生姜六两，大枣三十枚。

将以上四味药切细，加水八升煮取汤药三升，分成五等份，白天三服，夜间两服。

噎塞、胀满之五噎

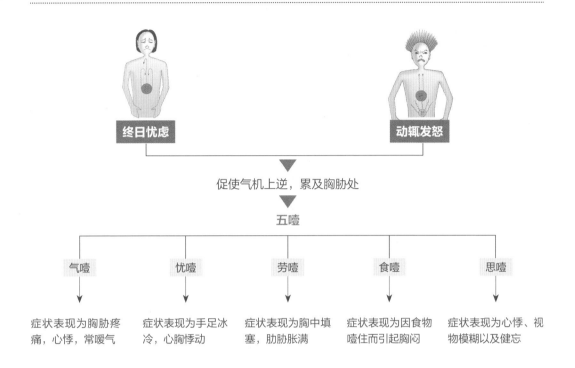

终日忧虑　　　　　动辄发怒

促使气机上逆，累及胸胁处

五噎

气噎	忧噎	劳噎	食噎	思噎
症状表现为胸胁疼痛，心悸，常嗳气	症状表现为手足冰冷，心胸悸动	症状表现为胸中填塞，肋胁胀满	症状表现为因食物噎住而引起胸闷	症状表现为心悸、视物模糊以及健忘

防治噎塞、胀满的小窍门

防治原则	具体方法
少吃产气食物	少吃红薯、红豆、土豆、芋头、胡萝卜、南瓜、板栗等食物
少吃高纤维食物	少吃玉米、糙米、大豆、燕麦、荞麦、茭白、芹菜、苦瓜、蕨菜、韭菜等食物
多吃护胃、顺气食物	多吃山药、白萝卜、山楂、洋葱、大蒜等食物
警惕某些疾病	如胆囊炎、胆石症、胰腺炎、胃炎、消化性溃疡等
克服不良情绪	避免焦躁、忧虑、悲伤、沮丧、抑郁等不良情绪，防止胃部泌酸过多，导致腹胀

肝胆、脾胃、心肺疾病

呕吐、反胃方
降逆止呕的民间良方

关上脉数的，会呕吐。病人饭后往往立即呕吐，阴脉数而阳脉紧的，脉的形状好像刚起床时的样子。寸口部脉象芤而紧，脉象芤是虚证，脉象紧就是寒证，虚与寒搏击，脉象就会变得阴结而迟，就会噫气。跌阳脉微而涩，脉微就会引起下痢，脉涩就会引起呕吐，不思饮食；跌阳脉浮，胃气虚弱，忧气在下，寒气在上，二气相搏，只出不入，患者就会呕吐，且不思饮食，一般会自行恢复。如果呕吐而且脉弱，身体有微热，小便通利，气逆，这种情况一般很难治疗。

服用汤药时，因为呃逆，汤药无法入腹的，可加甘草三两，加水三升，煎取汤药两升，一次服用完毕就会呕吐了，只是服药后不吐则更好，等症状缓解后，再服用其他汤药，就不再会呕吐，这样药力也能顺利地达到全身。生姜是治疗呕吐的良药，呕吐的人可多吃。

桂心汤

主治呕吐、气逆、腹热、四肢冷痛麻木、三焦不调。

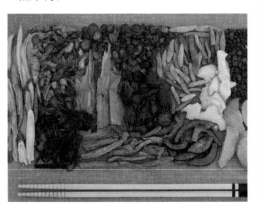

桂心、前胡、川芎、甘草、当归、人参、陈皮、石膏各二两，芍药三两，半夏四两，生姜五两，大枣三十枚。

将以上十二味药切细，加水一斗三升煎取汤药三升，分三次服用。

小茯苓汤

主治气上冲而逆气，心中烦闷。

茯苓、桂心各五两，生姜一斤，半夏一升。

将以上四味药切细，加水八升煎取汤药两升半，分三次服用。如果有少气症状，加入甘草二两。

小麦汤

主治呕吐不止。

小麦一升，厚朴、人参各四两，甘草一两，青竹茹二两半，生姜汁三合。

将以上前四味药切细，与生姜汁一起加水八升煎取汤药三升，除去药渣，分三次服用。

半夏汤

治疗反胃，胃不接纳饮食，食后就立即呕吐。

半夏三升，生姜三两，人参二两，白术、白蜜各一升。

将前四味药切细，加入五升水和白蜜，煎取汤药一升半，分三次服用。

治嗳气又吐酸、反胃的处方：

吴茱萸半斤，人参二两，生姜三两，大枣十二枚。

将以上四味药切细，加六升水煎取汤药两升，每日两次，饭前服用。

吃入的食物又被吐出的原因

吃入食物后有时候会再次吐出，这种表现属于膈证。膈证的发生可能在上，也可能在下。发生在上的为上膈证，发生在下的为下膈证。

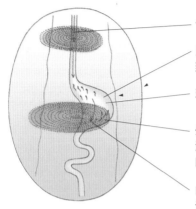

气机郁结在上，使传化不利，食入即被吐出

当人进食时，肠胃中的寄生虫便上行觅食，导致下脘空虚

邪气乘虚而入，积久发生痈肿

外界寒温的变化、情绪喜怒的变化等都会使寒湿之气入侵肠胃。肠胃感受寒湿，肠胃中的虫即俯伏不动，阻塞阳气的运行

内部痈肿使得肠管狭窄而传化不利，食入后经过一段时间即被吐出，即朝食暮吐

半夏汤

功效与主治

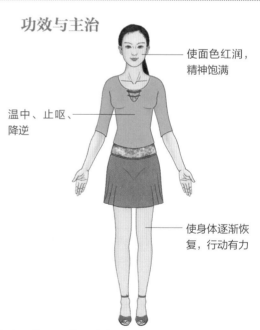

生姜三两	人参二两	白术一升
白蜜一升		半夏三升

使面色红润，精神饱满

温中、止呕、降逆

使身体逐渐恢复，行动有力

煎服方法： 将除白蜜外的药切细，加入五升水和白蜜，煎取汤药一升半，分三次服用。

服药禁忌： 阴虚者慎用；服药期间忌食刺激性食物。

现代应用： 本方能抑制中枢性呕吐，从而达到止呕的目的，同时还有抗菌功效。

三、心肺疾病

心肺功能是人体心脏泵血及肺部吸入氧气的能力，这两种功能直接影响到全身器官及肌肉的活动，因此十分重要。孙思邈早在千年之前，就分别阐述过心脏、肺脏的重要生理意义。

心肺脉论

心藏脉论

心脏是人体脏腑中最重要的器官，主宰各脏腑的协调活动。换句话说，各脏腑都是在心的领导下互相联系，分工合作，才构成了一个有机的整体。按照五行的说法，心属火，在四时中旺夏季，方位为南方离宫。心脏之本为五脏之精，主管人之神，而神由五脏的精气积聚而生。在这里，心以及心主管的神就好比帝王统领的四方。与心脏紧密相连的外延器官为舌，即心气与舌是相通的。如果舌头调和，人就能感知和辨明五味。舌不是窍，心气表现在九窍中为耳，也就是心附通于耳窍。左耳为丙，是阳火；右耳为丁，是阴火，阴阳在炎宫循环，向上则由口唇出。心与肾则是水火相济的关系，因为心属火，肾属水，当肾中真阳上升则养心火，心火抑制肾水泛滥而养真阳，同时肾水又抑制心火，两者相互协调，又相互制约。耳是心脏色诊的地方，心脏外主血脉运行，内则主五音。古代的心神被称为呴呴，心主藏神，称为五神居，并与时节相应。心藏脉，脉为神的居舍，在气表现为吞，在液表现为汗水。心气实则会笑个不停，心气虚的就容易悲伤不已。梦中嬉笑及恐怖畏惧的，说明心气盛，梦见救火和阳物则说明心气虚，并且在心气相应的时辰、季节还会梦见烧灼。倘若逆乱之气侵扰心中，则会梦见山丘以及烟火。

心脉如夏季万物旺盛地生长，来时旺盛，去时衰弱。夏脉就是心脉。夏脉与此逆反者则说明发生了病患。判断脉象是否逆反的方法是，心气来时不盛，去时反而旺盛，是不及的反应，说明病在内；如果心气来时旺盛，去时也旺盛，这是太过，表明病在外。不及易心烦，在上表现为咳嗽吐涎，在下表现为矢气；太过的话，人的皮肤发痛，身体容易发热，即生为浸淫病。

心脏受寒邪侵扰的症状为患者心中好像吃了蒜末，严重者背痛彻心，心痛彻背，就如同患有蛊注（因蛊虫侵食脏腑致病，并能流注而传染他人）。倘若脉象浮则可自己催吐，即可痊愈。

定心汤

大枣二十枚，茯神、人参、茯苓、紫菀、远志、甘草、白术、龙骨、干姜、当归、芍药、桂心、防风、赤石各二两。

用一斗两升水熬煮所列药材，取两升半药汁，分五次服，白天三次，晚上两次。

小定心汤

甘草、芍药、干姜、远志、人参各二两，茯神四两，桂心三两，大枣十五枚。

用水二升熬煮所有药材，取两升药汁，分四次服，白天三次，晚上一次。

五脏开窍

五脏虽然深居体内，但在面部都有官窍相应。通过观察五脏官窍的变化，可以推测身体的健康状况。

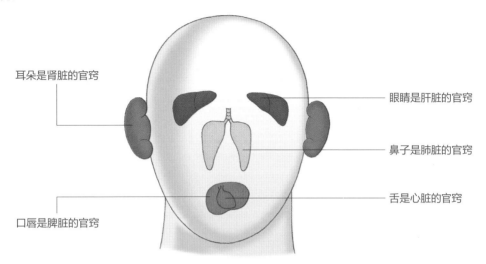

耳朵是肾脏的官窍

眼睛是肝脏的官窍

鼻子是肺脏的官窍

舌是心脏的官窍

口唇是脾脏的官窍

心肾不交

心属火，藏神；肾属水，藏精。正常情况下，心火与肾水互相作用、互相制约，以维持正常的生理活动。肾中真阳上升，能温养心火；心火能制肾水泛滥而助真阳；肾水又能制心火，使不致过亢而益心阴。如果肾阴不足或心火扰动，两者失去协调，则为心肾不交，主要表现为心烦、失眠、多梦、怔忡、心悸、遗精等。

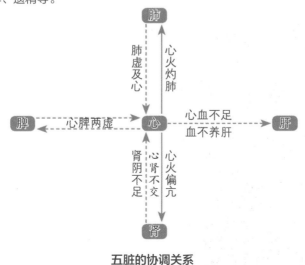

五脏的协调关系

肺脏脉论

与肺相应的经脉是手太阴经，与手阳明经互为表里，在五行中属金。肺是五脏的"顶棚"，相当于上将军。肺主管魄，魄是精神活动的一部分，与精一起出入。鼻是肺功能的外在体现，肺之气通于鼻，通过鼻子就能体会到气味的香臭。肺脏的脉象为浮脉，肺气在夏季开始上升、旺盛，直到秋季才会达到旺盛的顶峰。秋季是草木开始枯黄的季节，但是秋高气爽，秋气依存，此时的脉象是微浮的。秋天的脉象浮，是由于秋脉为肺脉，属西方金，此时万物收成，所以其气之来轻虚而浮，来时急，去时散。如果秋天时脉象与这种脉象相反的，说明身体患病了。如果肺脉来时忽上忽下，如排列的羽毛，说明肺有疾患。如果肺脉来时如羽毛浮在半空中，这种脉象是肺死症的表现。如果肺脉来时如被微风吹动而上下翻飞的树叶，这叫平肺脉。若阳气不能下降，阴气又不能上升，邪气就会乘虚而入。阴气被外邪所侵就会紧缩，阴气紧就表现为战栗；阳气被外邪所侵就会收敛，阳气敛就会表现为恶寒。战栗与恶寒相逼迫，人就会患疟疾。如果早晨被邪气所侵，人就会在早晨发病；如果是傍晚被邪气所侵，人就会在傍晚发病。

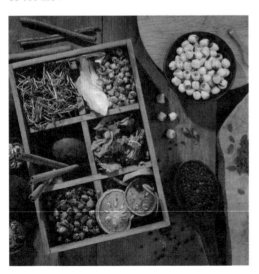

肺约三斤三两重，六叶加两耳，共八叶。肺气运行在紫宫，上出于颊，下出于鼻，流回到肺中。它的盛衰表现在毛发，在内主胸，在外主气，与乳相对，右乳为辛属阴金，左乳为庚属阳金。肺有藏魄的功能，被称为"魄脏"。又有气藏于肺中，而魄又居于气中之说，其变动在液表现为鼻涕，在气表现为咳嗽。如果肺气虚弱就会导致短气，鼻息不通；如果肺气实就会出现气喘胸满。如果肺气与时令相得就会梦见战争场景；如果肺气虚弱就会梦见白色场景和有人失血过多而死的景象；如果邪气侵入肺，就会梦见铁、金等东西，或者梦见自己能飞翔。

因为气藏于肺中，而魄又居于气中，如果苦笑无常必会伤及魄，魄受伤后就会疯癫发狂，出现面色苍白、毛发干枯、皮肤发黑，甚至丧失意识，一般会在夏天死亡。手太阴经顺畅运行会使皮毛得到润泽，如果手太阴经的脉气不正常，皮肤和毛发就会失去津液而干枯发黄，而后皮肤骨节就会受伤，使指甲干枯、毫毛折断。如果在丙日病重，这类患者在丁日就一定会死去，因为丙丁在五行上属火，而肺属金，火克金。

秋天属金，肺气旺盛，正常的脉象是平脉，浮涩而短。如果是沉闷而滑的脉象，那么说明肾邪在侵害肺脏，由于肾水为肺金之子，子袭母位，此为实邪，就算有病也会自行痊愈，无须烦心。如果是大而缓的脉象，那么说明脾邪在侵害肺脏，由于脾土为肺金之母，母居子位，此为虚邪，就算有病，治疗起来也相当容易。如果是弦细而长的脉象，那么说明肝邪在侵害肺脏，由于肝木是肺金所克者，此为微邪，就算有病也会立即痊愈。如果是浮大而洪的脉象，那么说明心邪在侵害肺脏，由于心火是肺金之敌，火克金，此为贼邪，一般很难救治。

五脏枯荣在面色上的表现

一个人五脏的枯荣会在面色上有所表现，而五色对应身体的五脏，所以观察面部颜色的变化，可以推测这个人五脏的健康状况。

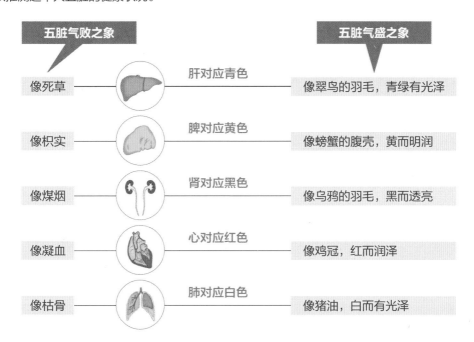

五脏气败之象		五脏气盛之象
像死草	肝对应青色	像翠鸟的羽毛，青绿有光泽
像枳实	脾对应黄色	像螃蟹的腹壳，黄而明润
像煤烟	肾对应黑色	像乌鸦的羽毛，黑而透亮
像凝血	心对应红色	像鸡冠，红而润泽
像枯骨	肺对应白色	像猪油，白而有光泽

肺对脏腑的影响

肺在人体中具有重要作用，全身气血都由它来分配，所以，如果肺感受邪气，不仅自身会发生病变，其所主的皮毛也会发生病变，还会将这种邪气传给身体其他脏腑。

肺主一身之气，全身的气都由肺来分配

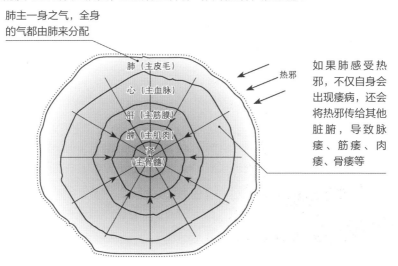

肺（主皮毛）
心（主血脉）
肝（主筋膜）
脾（主肌肉）
肾（主骨髓）

热邪

如果肺感受热邪，不仅自身会出现痿病，还会将热邪传给其他脏腑，导致脉痿、筋痿、肉痿、骨痿等

心肺虚实
保护心肺的"千金妙方"

心肺疾病是比较常见的慢性病，以下介绍一些疗效较佳的治疗心肺虚实病症的方子。

茯苓补心汤

主治心气不足所致的烦闷、面黄、易悲愁愤怒、易出血、善忘易恐、步态不稳、妇人崩中、五心发热，或独语而不知觉、咽喉疼痛、舌根强直、流冷口水、面色发赤等症状。

茯苓四两，麦门冬三两，甘草、桂心各二两，人参、紫石英各一两，赤小豆十四枚，大枣二十枚。

将以上药材研末，加入水七升后煮取药汁两升半，分三次服。

大补心汤

对心气不足所致的虚损、气力孱弱、脸色憔悴且经常妄语、四肢劳伤等症状均有疗效。

石膏、远志、半夏各四两，生地黄、桂心、甘草、阿胶、茯苓、麦门冬各三两，附子、黄芩各一两，大枣二十枚，饴糖一斤，生姜六两。

将除阿胶、石膏、饴糖外的药物切细，加水一斗五升、石膏和烊化的阿胶熬煮，取汁水

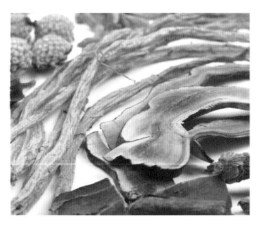

五升，制成药汤后加饴糖，分四次服。

石膏汤

主治心实热所致烦闷、气喘、头痛及想吐又吐不出来的病症。

石膏一斤，栀子仁二十一枚，淡竹叶、香豉各一升，小麦三升，茯苓三两，地骨皮五两。

将后六味药材切细，用水一斗五升，煮小麦和竹叶，取八升汁水澄清后，放入其他药材煮取药汁两升，除渣即可。分三次服，疗效明显。

麻子汤

主治肺气不足所致的咯血、气短。

麻子一升，人参、桂心各二两，生姜三两，阿胶、紫菀各一两，生地黄四两，饴一斤，桑白皮一斤。

将除阿胶、饴外的七味药切细，加一斗五升酒、一斗五升水和烊化的阿胶、饴合熬取四升汤药，分五次服用。

陈皮汤

主治肺热，症见气逆咳嗽。

陈皮、麻黄各三两，宿姜、杏仁各四两，干紫苏、柴胡各二两，石膏八两。

将前六味药切细，加水九升来煎熬麻黄两沸，去沫后加入其他药，熬取汤药三升，去渣。分三次服下，若未愈，再服两剂药。

主治酒后受风邪，风邪入肺的处方。

母姜五两，麻黄四两，甘草、五味子各三两，杏仁五十枚，淡竹叶一升。

将以上六味药切细，先用七升水来熬麻黄，去渣，再加入其他药熬取两升汤药，去渣，分三次服用。

陈皮汤

功效与主治

陈皮三两	麻黄三两	宿姜四两	杏仁四两
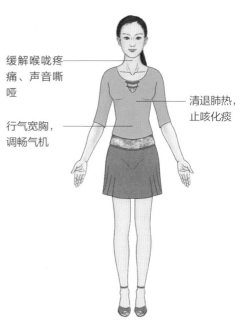			
干紫苏二两	柴胡二两	石膏八两	

缓解喉咙疼痛、声音嘶哑

清退肺热，止咳化痰

行气宽胸，调畅气机

煎服方法： 将除石膏外的六味药切细，加水九升先煎熬麻黄两沸，去沫，再加入其他药，熬取汤药三升，去渣，分三次服下。

服药禁忌： 阴虚者遵医嘱用；服药期间忌食刺激性食物。

现代应用： 本方具有抗病毒、抗炎的作用，可用于抑制流感病毒。

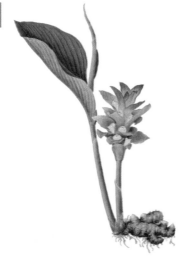

姜黄歌诀

姜黄味辛，消痈活血，
心腹结痛，下气最捷。

性味与归经： 性温，味辛、苦；归肝、脾经。

功效与主治： 活血行气，调经止痛。主治气滞血瘀，对女性经闭、产后腹痛具有治疗作用；另可治风湿痹痛。

建议用量： 3~10克。

肝胆、脾胃、心肺疾病

163

脉极、脉虚实方
护脉就等于护心

脉极，指血脉亏损的疾病，又称血极。脉与心相合，心与脉相应，心若患病则由脉上开始。夏季脉患病为脉痹，脉痹未痊愈又受病邪侵袭，侵驻心中，就会出现脉象空虚、脱血、面色苍白无光泽、饮食不能营养肌肤、咳嗽、口唇无华等症状。

生地黄消热止极强胃气煎

主治脉热极而导致的面色苍白、干燥无光，气血亏脱，饮食不能荣养肌肤等病症。

赤蜜、生地黄、莼心汁各一升，甘草二两，茯苓、芍药、人参、白术、生地黄各三两，生薹蕈四两，生麦门冬一升，石膏六两，远志两升。

将除莼心汁与石膏以外的药物切细，用水一斗两升煎煮除生地黄和赤蜜的药物，取药汁两升七合，除渣后加入赤蜜和生地黄，再煎取汁水三升五合，分四次服。

防风丸

主治脉虚所致惊跳不定、忽来忽去等病症。

防风、桂心、麦门冬、人参、甘草、白石英、茯神、通草、远志各三两。

将所列药物研成末状，用白蜜调和后制成如梧桐子大的药丸。用酒服三十丸，一日两次，可逐渐增至四十丸。

升麻汤

主治脉实洪满等病症。

升麻、子芩、栀子仁、泽泻、淡竹叶、芒硝各三两，生地黄（切）一升。

将除芒硝以外的六味药材切细，用水九升，煮取汁水三升，除渣后下芒硝，分两次服。

麻黄调心泻热汤

主治心脉厥大于寸口脉、龋齿喉痛、小肠热等病症。

子芩、茯苓、芍药、细辛各五两，生姜、麻黄各四两，白术二两，桂心一两，生地黄（切）一升。

将以上九味药材切细，加水九升后，煮取汁水三升，除渣，分三次服。若需下痢，再加芒硝三两。

针刺不容穴（脐中上6寸，距前正中线2寸），可治疗心脉不出的症状。

灸巨阙穴（前正中线上，脐上6寸）十四壮，对心闷痛，上气牵引小肠痛等病症有疗效。

灸幽门穴（脐中上6寸，前正中线旁开0.5寸），可治胸中疼痛牵引腰背及心下、呕逆、脸不滋润等病症。患者多少岁就灸多少壮，即可治愈。

灸肩髃穴（指肩关节的上方，肩峰前下方凹陷处）一百壮，对于面色焦枯、劳气失精、肩臂疼痛不能举过头病症，诊治即可见效。

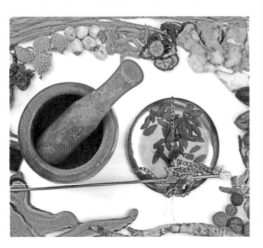

灸肩髃穴解脉虚

精确取穴

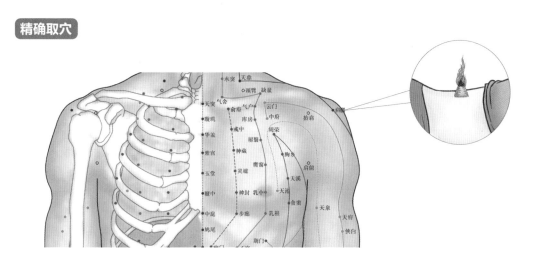

功效解读：灸肩髃穴能改善因心脉虚弱引起的面色无华、精气不足、肩臂酸痛不能举过头顶等症状，灸后即刻缓解，疗效甚佳。

麻黄调心泻热汤

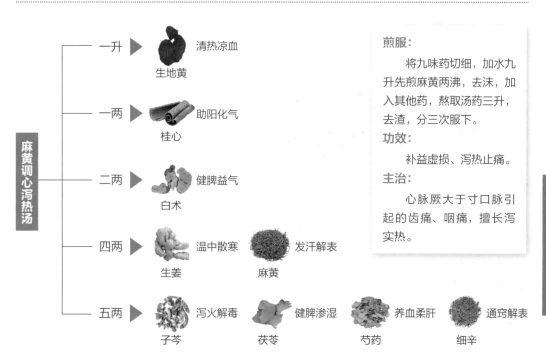

麻黄调心泻热汤

一升 ▶ 清热凉血
生地黄

一两 ▶ 助阳化气
桂心

二两 ▶ 健脾益气
白术

四两 ▶ 温中散寒
生姜

发汗解表
麻黄

五两 ▶ 泻火解毒
子芩

健脾渗湿
茯苓

养血柔肝
芍药

通窍解表
细辛

煎服：

将九味药切细，加水九升先煎麻黄两沸，去沫，加入其他药，熬取汤药三升，去渣，分三次服下。

功效：

补益虚损、泻热止痛。

主治：

心脉厥大于寸口脉引起的齿痛、咽痛，擅长泻实热。

肝胆、脾胃、心肺疾病

165

心劳病、肺劳病方
心肺劳病要补气

对于心劳病患者，补益脾气为最佳的治疗途径，只有脾气旺盛，才能感于心脏。倘若违逆夏季时气，手太阳经就不旺盛，心气虚衰于内。只有顺应自然规律，心气才能得以生发，可谓顺应安定，违逆则乱。

大黄泻热汤

对心劳热所致的口中生疮、心满胀痛、小肠发热、大便痛苦、闭塞不通等症状有可靠疗效。

大黄、泽泻、黄芩、芒硝、栀子仁各三两，大枣二十枚，通草、桂心各二两，石膏八两，甘草一两。

将除石膏、芒硝外的药材切细，取水九升，先用一升水单独浸泡大黄一晚，然后用剩余的八升水煮其余诸药（除芒硝外），取汁水两升五合；除渣后下大黄，再煮两沸，去渣，下芒硝烊化即可，分三次服，疗效显著。

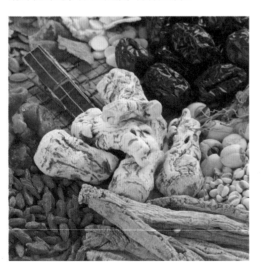

补肾气可以辅助治疗肺劳病，只要肾气旺就可传到肺。如果违背了秋季收藏的特点，肺气就不能很好地收敛，肺上就有积热，从而导致气郁胀满。只有顺应时气规律才能养生，违背时气，自然就会疾病缠身。

半夏汤

主治肺劳所致虚寒、气逆、胸胁气满、呕逆、吃了饭就吐。

半夏一升，生姜一斤，桂心四两，陈皮、麦门冬、人参各三两，厚朴、甘草各二两。

将以上八味药切细，加水一斗煎取汤药四升，分成四次饮用。

厚朴汤

主治肺劳所致的虚寒、失眠、胸满、气喘。

厚朴、黄芩、麻黄、桂心、石膏、陈皮、大戟各二两，枳实、秦艽、甘草、茯苓、杏仁各三两，细辛一两，生姜十两，大枣十五枚，半夏一升。

将以上十六味药切细，加水一斗三升煎取汤药四升，分为五次饮用。

麻黄引气汤

主治肺劳所致气喘、面肿。

麻黄、生姜、杏仁各五分，紫苏四分，白前、细辛、桂心各三分，竹叶一升，半夏五分，陈皮二分，石膏八两。

将以上前十味药切细，用水一斗煎取汤药三升，除去药渣，分成三次饮用。

半夏汤

功效与主治

生姜一斤	桂心四两	陈皮三两	麦门冬三两
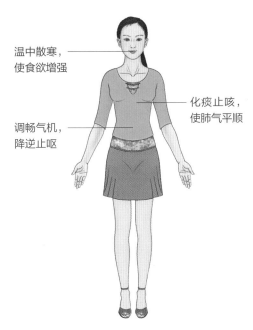			
人参三两	厚朴二两	甘草二两	半夏一升

温中散寒，
使食欲增强

化痰止咳，
使肺气平顺

调畅气机，
降逆止呕

煎服方法： 将以上八味药切细，加水一斗煎取汤药四升，分成四次饮用。

服药禁忌： 阴虚有热者遵医嘱用；服药期间忌食刺激性食物。

现代应用： 本方具有抗炎、抗病毒的作用，对于咳嗽气喘有治疗作用；同时能缓解胃溃疡。

黄芩

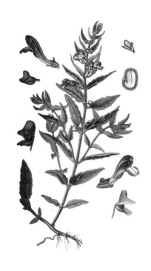

黄芩歌诀

黄芩苦寒，枯泻肺火，
子清大肠，湿热皆可。

性味与归经： 性寒，味苦；归肺、胃、胆经。

功效与主治： 清热燥湿，解毒祛火，安胎止血。主治肺热所致的咳嗽、烦渴，以及孕妇胎动不安。

建议用量： 3~10克。

积气方
治疗七气所致疾病

恚气、喜气、怒气、忧气、愁气、寒气、热气这七种气侵犯人体时，人体就会出现腹内积气、腹中疼痛难忍、无法进食等症状。恚气，是指气聚集在心下，使人不能正常饮食；喜气，是指人走得不快，也不能站立太久；怒气，是指气逆上攻于肺，热痛上攻于心，气短，呼吸急促，困难；忧气，是指容易劳累，夜晚睡眠不佳；愁气，是指耳聋和健忘，不能着急，否则就会四肢浮肿，手足痉挛；寒气，就是呕逆恶心；热气，就是易于发怒和着急。这些都是七气所致的病状。男人长期饮食无规律就会患此病，妇女如果产后被风邪侵害也会患此病。

枳实汤

主治胸中胀满。

枳实三枚，大枣十四枚，半夏五两，附子两枚，人参、干姜、甘草、白术、厚朴各二两。

将以上九味药切细，加水七升煎取汤药两升半，每日服三次，每次服用八合。

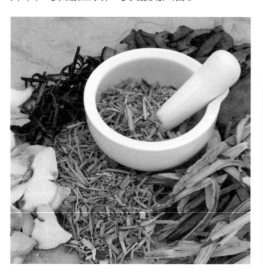

半夏汤

主治气逆所致腹满、胸胁痛、心腹痛、呕逆、霍乱后吐逆、忧气结聚。

半夏一升，生姜、桂心各五两，陈皮四两。

将以上四味药切细，加水七升煎取汤药三升，分成四次服用，白天三次，夜间一次。

七气丸

主治七气病。如寒气引发的吐逆心满；热气导致的恍惚失常；怒气引发的上气于肺，热痛向上冲逆于心，气短急促；恚气引发的积聚心满，不得饮食；喜气导致的不能快走、久站；忧气引发的不能劳作，卧不安席；愁气导致的易于发怒，健忘，四肢浮肿，不能举动。

大黄二两半，人参、半夏、吴茱萸、柴胡、干姜、细辛、桔梗、菖蒲各二分，茯苓、川芎、甘草、石膏、桃仁、蜀椒各三分。

将以上十五味药碾成粉末，用蜂蜜制成如梧桐子大的药丸，每次用酒送服三丸，每日三服，渐渐加到十丸。

五膈丸

主治忧膈、气膈、食膈、饮膈、劳膈五种病。

麦门冬、甘草各五两，蜀椒、远志、桂心、细辛各三两，附子一两半，人参四两，干姜二两。

将以上九味药碾成粉末，加入蜂蜜调和制成药丸，白天服用三丸，夜间服用两丸，连服七日便可痊愈。

积七气与机体患病

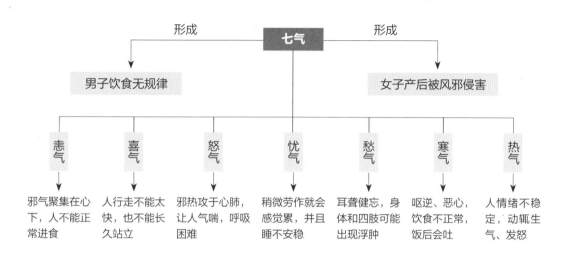

	七气	
形成		形成

男子饮食无规律 ← 七气 → 女子产后被风邪侵害

恚气
邪气聚集在心下，人不能正常进食

喜气
人行走不能太快，也不能长久站立

怒气
邪热攻于心肺，让人气喘，呼吸困难

忧气
稍微劳作就会感觉累，并且睡不安稳

愁气
耳聋健忘，身体和四肢可能出现浮肿

寒气
呕逆、恶心，饮食不正常，饭后会吐

热气
人情绪不稳定，动辄生气、发怒

半夏汤

功效与主治

生姜五两	桂心五两
陈皮四两	半夏一升

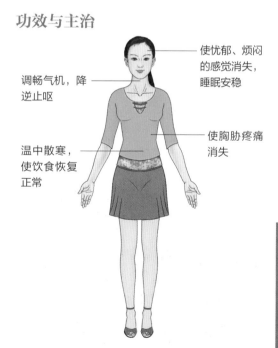

调畅气机，降逆止呕

使忧郁、烦闷的感觉消失，睡眠安稳

温中散寒，使饮食恢复正常

使胸胁疼痛消失

煎服方法：将以上四味药材研细，加水七升煎取汤药三升，分成四次服用，白天三次，夜间一次。

服药禁忌：阴虚内热者慎用；服药期间忌食刺激性食物。

现代应用：本方能杀菌抗炎，还有镇痛作用，同时对胃溃疡亦有疗效。

心腹痛、胸痹方
治疗心脏疾病

突然发作心痛胸痹，说明五脏六腑可能受到寒气的侵袭。寒邪致病，轻则咳嗽，重者引痛、下泻。因五脏逆乱搅心而导致的心痛彻背，牵引背部，易使人发狂，像有东西从后面刺激心脏，身体佝偻的，属于肾心痛；脾心痛患者感觉像有人用针锥刺其心脏，心痛得更厉害；胃心痛表现为腹胀满，心痛得厉害；睡卧时如果从心间发痛，动时便痛得更厉害，且脸色不变的，是肺心痛。脸色苍白如死灰，终日不能叹息一声的属于肝心痛；心痛之极危重者，手脚冷彻骨节，早上发作，可能晚上死亡，晚上发作，来日早上可能丧身。心腹疼痛发作，有肿物聚集一团并上下移动，痛时停止时，腹中发热，爱流口水的，是蛔虫咬，此时用手将肿物按住保持不动，用大针刺肿物，虫不动时将针取出。肠中有蛔虫咬时不能用小针刺。

九痛丸

主治虫心痛、食心痛、饮心痛、风心痛、心悸痛、冷心痛、注心痛、热心痛及生来心痛等九种心痛，同时可治寒气上冲、血病、落马坠车等病症。

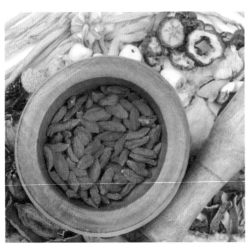

吴茱萸、巴豆、人参各一两，生狼毒四两，干姜、附子各二两。

将以上药物研成末，用蜜调和，空腹进服如梧桐子般大一丸。若是突然中恶邪，比如口不能说话的，腹部胀痛，可服两丸，每日一次；对于连年积冷、流注心胸的，服用后疗效亦佳。

温中当归汤

当归、芍药、甘草、桂心、人参、干姜、木香、桔梗、茯苓、厚朴各二两。

将所列药物切细，加水八升后煮取汁水三升，分五次用温水服用，一日三次。若是不耐木香的，用犀角一两代替。

枳实薤白桂枝汤

主治胸痹所见胁下气逆抢心、心中痞气聚积在胸、胸满等症状。

枳实四两，薤白一斤，桂枝一两，瓜蒌实一枚，厚朴三两。

将上列药物切细，加水七升后煮取药汁两升半，分两次服即可。

瓜蒌汤

主治胸痹所见胸背疼痛、气短、关上脉小紧数、寸口脉沉而迟等症状。

瓜蒌实一枚，薤白一斤，生姜四两，枳实二两，半夏半升。

将上列药物切细，加白醋一斗后煮取四升，每次服一升，日服三次。

心胸痹痛的类型

心痛至极，透至背部，像心脏被刺，使人发狂，身体佝偻的，由五脏逆乱搅心而导致 ← 属于肾心痛

患者感觉像有人用针锥刺其心脏，心痛得更厉害，甚至无法忍耐 ← 属于脾心痛

心痛难忍，非常难受，同时腹部胀满 ← 属于胃心痛

睡觉时突然从心间发痛，不能移动，否则会痛得更厉害，且脸色不变 ← 属于肺心痛

脸色苍白如死灰一般，如若叹息，疼痛感加重 ← 属于肝心痛

心痛极为严重者，早上发病，晚上即丧命

心胸痹痛：多由五脏六腑感受到寒气而引起。寒邪致病，一般轻则咳嗽、头痛，呈外感风寒状；重则感觉心胸疼痛、下泻，甚至致命

心痛严重，冷彻至关节者，晚上发病，次日清晨丧命

瓜蒌汤

功效与主治

薤白一斤	生姜四两	枳实二两
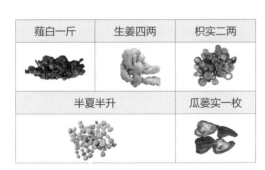		
半夏半升	瓜蒌实一枚	

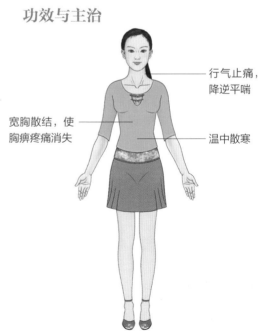

行气止痛，降逆平喘

宽胸散结，使胸痹疼痛消失

温中散寒

煎服方法： 将上述药物研细，加白醋一斗后煮取四升，每次服一升，日服三次。

服药禁忌： 体质虚寒者慎用；服药期间忌食刺激性食物。

现代应用： 本方能有效抑制流感杆菌，还能增强胃肠的收缩能力，对胃溃疡亦有治疗效果。

肺痿、肺痈方
滋养肺部，止咳消痈

寸口脉数，咳嗽，口中有浓唾涎沫流出，这是肺痿的表现。热邪在上焦，久咳而发展为肺痿。出汗，呕吐，消渴，大便困难，严重地损伤了津液，都可能会导致患上肺痿。肺痿者想咳却咳不出来，咳出来的也是干沫，且小便不通。患肺痿后吐涎沫而不咳嗽的，不口渴而必遗溺或小便数，之所以这样，是因为上虚而不能制下。

皂荚汤

主治肺痿所见吐涎沫不止。

皂荚一挺，桂枝、生姜各三两，甘草二两，大枣十二枚。

将以上五味药切细，加水七升煎取汤药三升，除去药渣，分成三次服用。

麻黄汤

主治肺胀所见咽喉燥而气喘、心下有水。

麻黄、芍药、桂心、生姜、细辛各三两，半夏、五味子各半升，石膏四两。

将以上前七味药切细，用水一斗煎取汤药三升，分成三次服用。

如果口中异常干燥，只要一咳嗽，胸中就

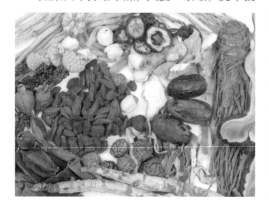

隐隐作痛，脉反滑数，就是肺痈的表现。患者寸口脉微而数，其微就是风邪所致，其数就是热邪所致。风邪入侵卫分，只呼出气而不吸入，则说明风邪伤皮毛。若风邪侵驻于肺，便会咳嗽，口干喘满，喉咙干燥而不口渴，多唾浊沫，时时恶寒颤抖。热邪入侵荣分，就只吸气而不呼出，热邪伤血脉，所经过的地方，血就会凝滞，进而蓄结痈肿，出现呕吐症状。如果病势始发还可救，若脓血已成则难治。趺阳脉浮缓，胃气如经，这是肺痈。恶寒颤抖而发热，寸口脉滑而数，而患者饮食起居还和从前一样，这是痈肿病，医生一般分辨不出，就按伤寒病来医治，肯定不能治愈。假如脓血在胸中的，这是肺痈，其脉数，咳唾脓血。如果脓血未成，其脉自紧数，紧的脉象清除了只剩数时，则说明脓血已生成。

桔梗汤

主治咳嗽、胸满、恶寒、咽干而不渴。

桔梗三两，甘草二两。

将以上两味药切细，加水三升煎取汤药一升，除去药渣，分成两次服用，必定会吐脓血。

葶苈大枣泻肺汤

葶苈子三两，大枣二十枚。

先用三升水来熬大枣，煎取两升汤汁，除去枣，放入葶苈子，煮至一升，喝汤汁，一次服完，三日服一剂。

葶苈大枣泻肺汤可治疗肺痈所致胸胁胀、面目浮肿、鼻塞、咳逆上气、喘鸣迫塞等。此时先服小青龙汤一剂，再服葶苈大枣泻肺汤一剂。

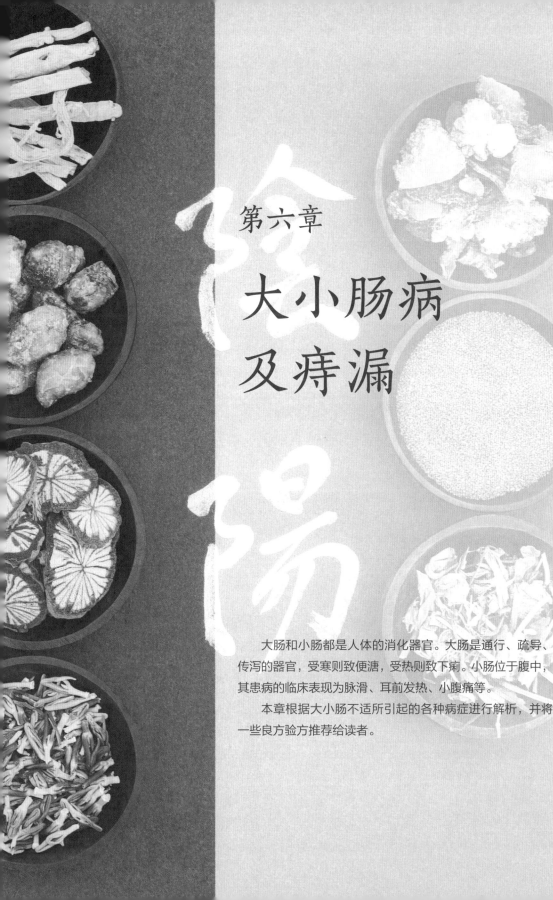

第六章

大小肠病
及痔漏

大肠和小肠都是人体的消化器官。大肠是通行、疏导、传泻的器官，受寒则致便溏，受热则致下痢。小肠位于腹中，其患病的临床表现为脉滑、耳前发热、小腹痛等。

本章根据大小肠不适所引起的各种病症进行解析，并将一些良方验方推荐给读者。

大小肠脉论

被称为"监仓掾"、与肺相应的大肠腑，是通行疏导传泻的六腑之一，它的色诊部位是鼻梁中央。大肠在脐的右边堆叠，一共有十二个弯折，能储存水谷一斗两升，主十二时辰，可安定血脉、和利精神。

大肠受寒气侵袭，人就会患鹜溏，粪便青黑如鸭屎；大肠被热邪侵袭，人就会下痢，粪便出现腐蚀后的垢腻物。肺感受病邪在前，后迁移至大肠，人就会咳嗽，一咳嗽就会便溏下痢。

小肠腑，位于腹中，上端接幽门与胃相通，下端通过阑门与大肠相连。小肠与心相合，受心主管，舌是它的外在征象。小肠是食物消化吸收的主要场所，属于受盛之腑，因此也被称为"监仓吏"。小肠的后部附于脊骨，盘曲于腹腔内，从左向右环绕，层层折叠接回肠，与回肠相接部分的外侧附着于脐的上方，再回运环绕十六曲，全长三到五米，张开后有半个篮球大，通常可盛水谷二斗四升，其中一斗两升是食物，一斗两升为水。

一般唇厚，人中长，就可以推断此人的小肠功能较强。当小腹牵引睾丸和腰脊疼痛时，则会上冲心脏，而病邪在小肠，连睾系，属于脊，贯肝肺，连结于心系。气盛容易引起厥逆，上冲胃肠，牵动肝肺，到肓散开，又在脐聚结。可通过针刺太阴经上的穴位来帮助小肠康复，灸刺肓原（肓原，指气海穴部位）以驱散小肠之邪，灸刺厥阴经上的穴位来使小肠中的病邪下泻出去。也按小肠经脉所经过的部位来调节，取巨虚穴、下廉穴来消除病邪。

手太阴肺经循行路线

手太阴肺经的循行路线：起于中焦（1），下络大肠，还循胃口（2），上膈（3），属肺（4）。从肺系横出腋下（5），下循臑内（6）行少阴、心主之前，下肘中（7），循臂内上骨下廉(8)，入寸口(9)，上鱼(10)，循鱼际(11)，出大指之端(12)。另外，手太阴肺经还有一分支：从腕后，直出次指内廉，出其端。此经脉联系的脏腑：肺、胃、大肠、肾。

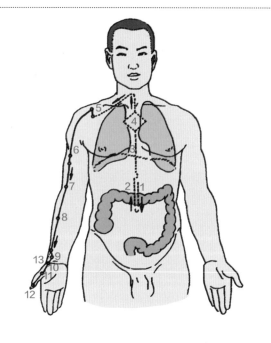

舌论、肛门论

舌，可辨别滋味、帮助咀嚼，是人和动物发音的器官。在医学上，舌是心与小肠的外在征候，舌在人体中的作用就如同政权的枢要机关，具有非常重要的作用。食物有食性，人所吃食物会通过舌脉反映出来。比如多吃苦味，则舌皮枯槁而体毛焦枯；多吃咸味，舌脉有凝而变色的症状；多食辛味，就会使舌筋急而爪枯干；多食甘味，则舌根痛而头发脱落；多食酸味，容易造成舌肉肥而唇之皮膜开裂并外翻。五味与五脏之气相合，心喜苦味，肾喜咸味，肺喜辛味，脾喜甘味，肝喜酸味。如果心脏发热，舌头就会生疮，容易引起唇外翻并显红色；若是小肠腑发寒，舌根就会收缩，唇显青色，牙关紧闭，口不能言。用补法对寒证有效；热证用泻法医治有效；不寒不热的，根据脏腑关系来调理就可以了。

前面讲过人体重要的咀嚼器官——舌，下面我们再来了解一下与之功能相对应的、人体的排泄器官——肛门。中医称肛门为"魄门"，魄与粕通，传送糟粕，故名魄门。肛门重十二两，长一尺二寸，宽二寸二分，与十二时相应。它是人体排除浊气的重要器官，既受脏气控制，也能影响脏气。如果肺过热，那么肛门就会闭塞，还可能红肿生疮，且大便不通，此时就应开通肛门；如果大肠受寒，肛门就会张开，大便通泄无度以致肛门凸出，此时就应补益虚损，以使虚实平和。

人体舌息图

中医认为，心开窍于舌，即"舌为心之苗"，心和舌之间有着密切的关系。了解舌的不同部位和脏腑的对应关系，可以更好地掌握自身的健康状况。

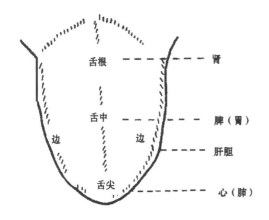

老年人要常做舌操

老年人常做舌操，可以预防舌麻和舌体不灵活。另一方面，通过做舌操可促进心脑的血液循环，使冠心病、脑供血不足等病情得到一定的缓解。具体做法如下

① 先闭目调息，全身放松；

② 把舌头伸出又缩回，反复做 30 次；

③ 把舌头向左右口角来回摆动 30 次，再将舌头向口腔顶部做上翘、伸平 30 次，再做几次顺、逆时针的搅拌。

大小肠虚实方
肠鸣、腹泻的调理妙方

大肠虚冷者一般会出现胸中气喘、肠鸣、唇干虚渴、目急易惊、泻白痢等症状。如果肠中常鸣，气上冲心，灸脐中可治；如果肠鸣发痛，灸温溜穴可治；如果患者饮食不下，腹中雷鸣，大便不节，小便赤黄，针刺阳纲穴可治；如果患者出现肠中雷鸣接连不断、下痢的症状，可灸承满穴五十壮；如果患者腹胀肠鸣，气上冲胸，泄泻，肠胃之中有气游动并彻痛，食不消化，厌食，体沉，灸天枢穴可治。

黄连补汤

治大肠虚冷所见下青白痢、肠鸣不停。

黄连四两，川芎、茯苓各三两，酸石榴皮五片，地榆五两，伏龙肝一枚。

将以上六味药分别切细，除伏龙肝外的药

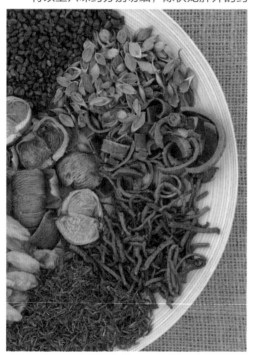

材加七升水煎取两升半药汁，滤去药渣，然后加入伏龙肝，分三次服。

大肠实热是指右手寸口、气口以前阳脉实的，即手阳明经实，患者一般会出现肠满，体热、面赤、气喘咳嗽等症状。腹胀不消，可灸大肠俞穴四十九壮。人肠有热，肠鸣，腹满，脐四周疼痛，不能久立，食不消化，气喘，可灸巨虚穴和上廉穴。

生姜泻肠汤

治大肠实热所见，口中生疮，腹胀不通。

生姜、陈皮、栀子仁、青竹茹、黄芩、白术、茯苓、芒硝各三两，桂心一两，生地黄十两，大枣十四枚。

将以上除芒硝外的十味药材分别切细，药材（除芒硝外）加入七升水煎取汤药三升，除去药渣，再下芒硝，分成两次服用。

手太阳经发生病变，则左手寸口人迎以前部位的脉象为阳实。患者身体会有阵阵发热的痛苦，心中烦满，汗不出，身体沉重，口中生疮，也就是人们常说的小肠实热症。

大黄丸

此方具有调治小肠热结、胀满不通等病症的疗效。

大黄、朴硝、葶苈子、大戟、芍药各二两，巴豆七枚，杏仁五十枚。

将除朴硝外的所列药物研成细末，加蜜、朴硝调和后制成药丸。以汤水送服，剂量如梧桐子般大的药丸，成年人每次七丸，小孩每次二三丸，日服两次。

治疗肠鸣、腹泻的穴位

脐中穴

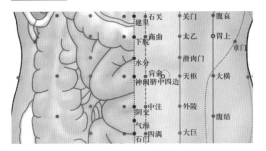

肠中常鸣、腹泻，可灸脐中穴；此穴位于腹部，肚脐中央。

阳纲穴

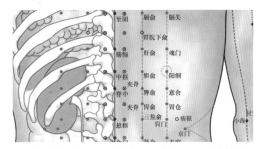

饮食难消，小便赤黄，肠鸣腹泻，可针刺阳纲穴；此穴在背部，当第10胸椎棘突下，旁开3寸处。

承满穴

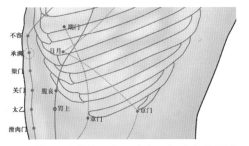

肠鸣似雷鸣接连不断，应灸巨阙穴旁的承满穴；此穴在上腹部，当脐中上5寸，距前正中线2寸处。

温溜穴

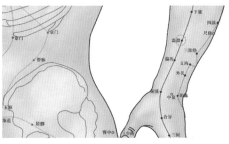

肠鸣，且腹部疼痛，应灸温溜穴；手臂一弯曲，肘部内侧横纹前端，与大拇指根部连线中点即是温溜穴。

葶苈

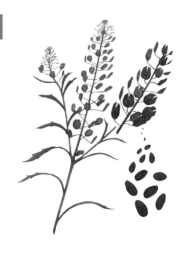

葶苈歌诀

葶苈辛苦，利水消肿，
痰咳症瘕，治喘肺痈。

性味与归经：性大寒，味苦、辛；归肺、膀胱经。

功效与主治：利水消肿，泻肺平喘。主治咳嗽痰多，喘息不能平卧，另对水肿、小便不利有明显疗效。

建议用量：5~10克。

好忘方
治疗健忘，增强记忆力

因为疾病、年龄增长或一些其他问题，每个人都会有健忘的时候，有的健忘只是在一段时间内，而有的好忘会陪伴人一生。本篇总结了一些治疗健忘的方剂，以备好忘者选择使用。

知枕中方

龟甲、远志、菖蒲、龙骨各等份。

将所列药物拣择捣筛，然后调制成散药，一日三次，每次用酒送服方寸匙，常服可使人听力更好。《千金翼方》说，每次饭后以水送服。

使人不健忘方

远志七分，菖蒲二分，人参、茯神、茯苓各五分。

将所列药物拣择捣筛，然后调制成散药，每次用酒送服方寸匙，白天三次，夜间一次，五日后即可见效。

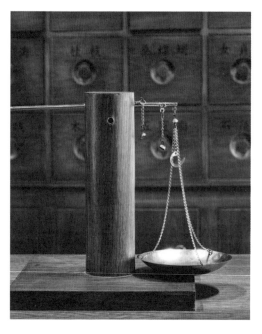

开心散

主治多忘等病症。

远志、人参各四分，菖蒲一两，茯苓二两。

将所列药物拣择捣筛，然后制成散药，每次用汤水送服方寸匙，一日三次即可。

菖蒲益智丸

主治多忘恍惚，有止痛、安神定志、破除积结、使耳聪目明等作用。

茯苓七分，菖蒲、人参、牛膝、远志、桔梗各五分，附子四分，桂心三分。

将所列药物研成粉末状，加蜜制成如梧桐子般大的蜜丸。一次服七丸，逐渐增至二十丸，白天两次，夜间一次。

养命开心益智方

肉苁蓉、菟丝子、远志各三两，蛇床子二分，茯苓、生地黄、人参各二两。

将所列药物拣择捣筛，然后制成散药，一日两次，每次服方寸匙。其间忌食兔肉。

北平太守八味散方

天门冬六分，生地黄四分，石韦、菖蒲、远志、五味子各三分，桂心、茯苓各一两。

将所列药物拣择捣筛，然后制成散药，每次饭后用酒或水送服约方寸匙药末，坚持送服，三十日可使气力倍增，六十日可强壮有力。

治健忘的处方：

天门冬、远志、茯苓、生地黄各等份。

将所列药物研成粉末状，加蜜制成如梧桐子般大的蜜丸。每次用酒送服二十丸，一日三次，逐渐增至三十丸，效果显著。

开心散

功效与主治

人参四分	菖蒲一两
茯苓二两	远志四分

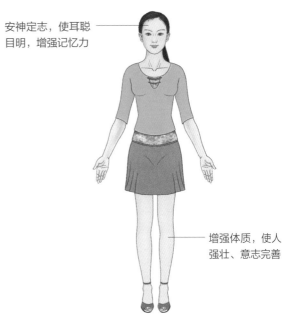

安神定志，使耳聪目明，增强记忆力

增强体质，使人强壮、意志完善

煎服方法： 将诸药拣择捣筛，然后制成散药，每次用汤水送服方寸匕，一日三次即可。

服药禁忌： 有实热者慎用；服药期间忌食刺激性食物。

现代应用： 本方有镇静、催眠和抗惊厥的作用，可改善失眠多梦、健忘等症。

菖蒲

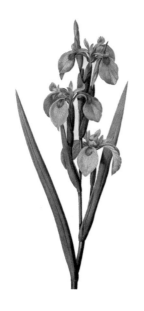

菖蒲歌诀

菖蒲性温，开心利窍，
去痹除风，出声至妙。

性味与归经： 性温，味辛、苦；归心、胃经。

功效与主治： 开窍醒神，安神定志。主治湿阻中焦所致的脘腹胀满、胀闷疼痛等症，同时对健忘、失眠、耳鸣、耳聋均有疗效。

建议用量： 3~9克。

九虫方
快速驱虫，保护肠腑

人体内有九虫，分别是伏虫、弱虫、赤虫、蛲虫、尤虫、白虫、肉虫、肺虫、胃虫。伏虫是人体九虫的首领；弱虫又名膈虫，使人多吐口水；赤虫使人肠鸣；蛲虫生在大肠中，多则生痔疮，严重的生为癞；尤虫穿心就会致人死亡；白虫繁衍，子孙众多，母虫变大，可长达四五丈，也会致人死亡；肉虫使人烦闷；肺虫使人咳嗽；胃虫使人易呕。同时，人的腹中还有尸虫，它是人体的大害，依附在脾上，长短都是三寸长，形状像大马尾。用白筵草沐浴可以驱逐尸虫，根叶都可用。

主治肺劳热，肺中生虫而生病的处方：

狼牙三两，吴茱萸根皮五合，桑根白皮一升。

将以上三味中药分别切细，加七升酒煎取一升药汁，每天早晨服用。

主治心劳，心热，蛊虫穿心而成病的处方：

雷丸、桃仁、陈皮、石蚕各五分，狼牙六分，青葙子、芜荑、干漆各四分，贯众两枚，僵蚕二十一枚，吴茱萸根皮十分，头发灰一钱。

将以上前十一味中药碾成粉末，用蜜制成药丸。用酒空腹送服七丸，以后渐渐加至十四丸，一日服两次。

主治肾劳热，四肢发肿，肾中有蛲虫的处方：

贯众三枚，干漆二两，胡粉、芜荑、槐皮各一两，吴茱萸五十枚，杏仁四十枚。

将以上七味中药治后过筛，用早上的井水送服一方寸匙，以后逐渐加至一匙半。

桃皮汤

主治蛲虫、蛔虫以及痔疮，䘌虫蚀下部生疮。

桃皮、艾叶各一两，大枣三十枚，槐子三两。

将以上四味中药分别切细，加三升水煎取半升药汁，顿服。

杏仁汤

主治䘌虫。

杏仁五十枚，盐一合，苦酒两升。

将以上三味加水煮取汤药五合，顿服。

主治伤寒䘌病的处方：

将一合干漆注入生鸡蛋中，搅拌均匀，直到泡沫出来，一口吞服，一顿饭工夫或半日后会上吐下泻。虫病严重的服两次，虫被杀尽，热被消除，病就痊愈了。

青葙散

主治热病有䘌，下部生疮。

青葙子一两，蒀芦四两，狼牙三分，甘草一分，陈皮、䕡竹各二两。

将以上六味中药治后过筛，用米汤调和一合服用，一日三次。

桃皮汤

功效与主治

艾叶一两	大枣三十枚
槐子三两	桃皮一两

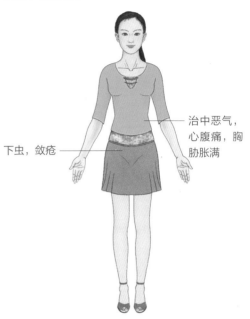

治中恶气，心腹痛，胸胁胀满

下虫，敛疮

煎服方法： 将以上四味中药分别研细，加三升水煎取半升药汁，顿服。

服药禁忌： 服药期间忌食刺激性食物。

现代应用： 本方能缩短凝血时间，同时对皮肤真菌有抑制作用，还可用于治疗痔疮。

桃

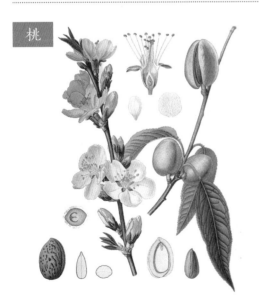

桃仁歌诀

桃仁甘平，能润大肠，
通经破瘀，血瘕堪尝。

性味与归经： 性平，味苦、甘；归心、肝、大肠经。

功效与主治： 活血化瘀，润肠通便，止咳平喘。本品主治肺痈、肠痈，对于肠燥便秘、咳嗽气喘均有治疗作用。

建议用量： 5~10克。

肠痈方
治疗肠痈的救命方

若突然患肠痈，愚医不了解这类病候，就会致人死亡。肠痈的主要症状有：小腹下坠沉胀，用手按压它会感觉疼痛，小便像淋病那样频繁，不断出虚汗，身上的皮肤坚燥不滑，怕寒畏冷，腹部皮肤紧绷如肿胀，脉象为数，肠中有脓。《诸病源候论》中讲，脉象为洪数的，说明病已经衍化成脓了，脉象迟紧者是病还没成脓，最严重的症状是患者腹部胀大，转身侧转都会听到体内有水声，严重者有的肚脐眼周围生疮，有的肚脐眼中流脓，有的则会便出脓血。

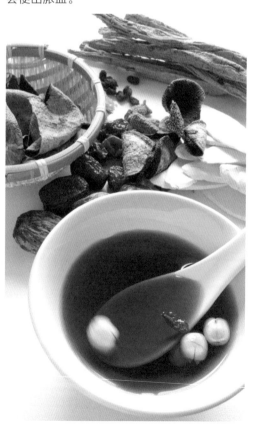

大黄牡丹汤

治疗肠痈。

桃仁五十枚，大黄四两，牡丹皮三两，冬瓜仁一升，芒硝二两。

将以上前四味药切细，用五升水来熬取一升汤药，一次服完，可泻下脓血。

天麻汤

治疗黄烂热疮、痒疽、阴蚀、小儿头疮。

取五升天麻草切碎，用一斗半水来熬取一斗汤药，在寒热适当时分洗患部，洗后拭干，敷上膏或药散，用来止痒治病。

汤药

治疗肠痈。

甘草、生姜、牡丹、败酱草、茯苓各二两，薏苡仁、桔梗、麦门冬各三两，丹参、芍药各四两，生地黄五两。

将以上十一味药切细，用一斗水来熬取三升汤药，一日三次，每次一升。

飞乌膏

治各种热疮及黄烂疮、浸淫汁痒、男子阴蚀、湿疮、小儿头疮、口角疮、痔疮等。

倾粉（又叫湘粉，是烧朱砂加入水银时的黑烟）、矾石各二两。

将以上二味药研磨为末，配上指甲灰煎调成脂状，一日三次，用它来敷抹疮口。也可不混合上汁，做成散药来涂敷患处。

患痈疽难以治愈的部位

《黄帝内经》认为，人体有四个重要部位患痈疽必死，分别是伏兔、腓肚、背和五脏腧穴。后世医家对此又有补充，认为脑、髭、鬓、颐，亦为患痈疽必死之处。

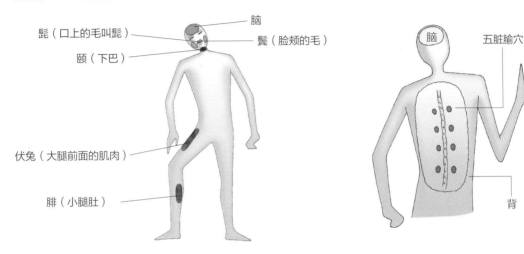

髭（口上的毛叫髭）
脑
鬓（脸颊的毛）
颐（下巴）
伏兔（大腿前面的肌肉）
腓（小腿肚）

脑
五脏腧穴
背

大黄牡丹汤

功效与主治

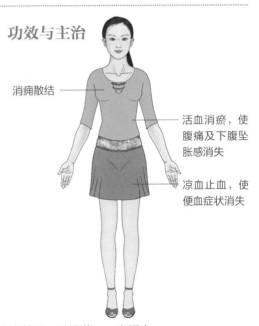

消痈散结

活血消瘀，使腹痛及下腹坠胀感消失

凉血止血，使便血症状消失

桃仁五十枚	牡丹皮三两	冬瓜仁一升
芒硝二两		大黄四两

煎服方法：将以上除芒硝外的四味药切细，用五升水来熬取一升汤药，一次服完。

服药禁忌：孕妇慎用；服药期间忌食刺激性食物。

现代应用：本方具有润滑肠道、促进排便的作用，同时还能抗菌、镇痛、消炎。

大小肠病及痔漏

皮实方
肺与大肠病的调理

在外与肌肤皮毛相应，在内与骨髓相联结的是五脏六腑。如果病从外部开始，那么肌肤皮毛营卫闭塞不畅，皮肉紧绷；如果病从内部开始，那么骨髓就会疼痛。皮虚是因为有寒气，皮实是因为有热气。肺和大肠主掌人体的皮毛虚实，热在肺上则病在皮毛上先发作。

栀子煎

主治肺病热气所致的皮实。

栀子仁、枳实、大青叶、杏仁、柴胡、芒硝各二两，生地黄、淡竹叶各一升，生玄参五两，石膏八两。

将以上除石膏和芒硝的药分别切细，加除芒硝外的药材和九升水煎取三升药汁，除去药渣，再下芒硝，分成三次服用。

栀子煎

功效与主治

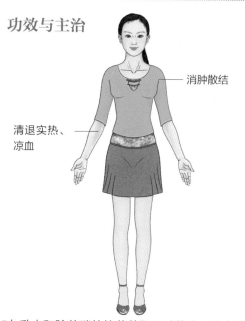

大青叶二两	杏仁二两	柴胡二两	芒硝二两
生地黄一升	淡竹叶一升	生玄参五两	石膏八两
栀子仁二两		枳实二两	

消肿散结

清退实热、凉血

煎服方法： 将以上除芒硝和石膏外的八味药研细，加九升水和除芒硝外的药煎取三升药汁，除去药渣，再下芒硝，分成三次服用。

服药禁忌： 孕妇慎用；服药期间忌食刺激性食物。

现代应用： 本方有一定的退热作用，同时有抗菌、消炎的功效，对金黄色葡萄球菌、溶血性链球菌都有抑制作用。

认识内痔

内痔是痔疮的一种，是指发生在肛门齿状线以上的痔静脉曲张团。一般以截石位 3 点、7 点、11 点最为多见。多由便秘或其他原因引起痔静脉回流受阻而形成的。

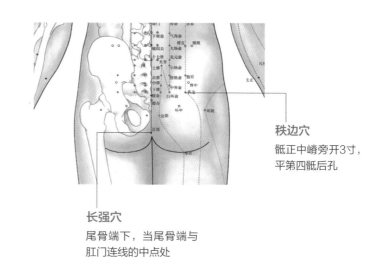

每天按压秩边穴、长强穴各 5 分钟，可以缓解内痔。

秩边穴
骶正中嵴旁开3寸，平第四骶后孔

长强穴
尾骨端下，当尾骨端与肛门连线的中点处

内痔好发部位

以截石位 3 点、7 点、11 点发病最为多见。

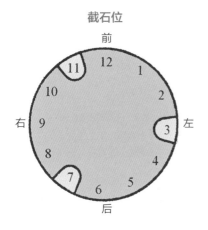

截石位

内痔示意图

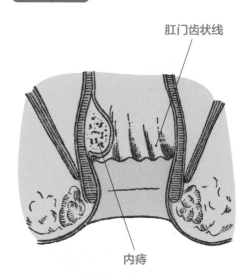

大小肠病及痔漏

185

恶疾大风与疥癣
杂病与皮肤瘙痒方

恶疾大风是一种症状表现复杂的疾病。有的人发病之初，可能周身没有异常变化，但眉毛、胡须可能会掉落；有的人病虽已恶化得很严重，而眉毛、胡须仍很整齐；有的人各处表现与正常人无异，但四肢、腹、背部会有极大的病变；病情严重的，可能手、足十指都会断落；有的特别怕寒冷，有的却非常怕热，有的身体枯瘦如蒿；有的口流津液不止；有的身体干痒露骨，挠抓时白皮如麸哗哗下落，手下部长疮；有的疮痍丛生，苦痛不已；有的又完全没有痛痒的感觉。疥癣是疥螨在人体皮肤引起的接触性传染性皮肤病。下面介绍几个治疗恶疾大风和疥癣的方子。

石灰酒

治由恶疾引发的毛、发、眉、须脱落之症的处方。

石灰（加水搅拌成泥灰）一石，炼好的松

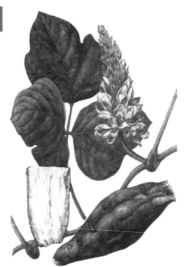
葛根

脂（研磨成粉末）十斤，上曲一斗两升，枸杞根五斗，黍米一石。

把石灰放在大铛里炒，炒至置于石灰中的木札冒出火即止。用刀锉五斗枸杞根，加一石五升水来熬煮，选取九斗，过滤掉渣；淋浇石灰三遍后，选出澄清的石灰质汁来浸泡药曲，选取剂量可以遵照日常酿酒的用量，准备完毕后，将其封藏二十一天。

服用期间要注意忌风，其米泔及饭糟要及时深埋处理掉，别让人、畜等误食。膈热之人，服药后要用少量冷饭来压压火。

治疗疥痘和各种疮的处方：

姜黄十分，胡粉、水银各六分，黄连、黄柏各八分，矾石、蛇床子、附子、苦参各三分。

以上九味药，将水银、胡粉单独研成似泥状，其他的研成末，都用猪油膏来调和拌匀，将两者混合后涂抹患处。

补胃汤

蛇床子一升，白盐或白垩一升，羊蹄根一升，赤葛根、苦参、菖蒲各半斤，黄连、荛草各三两。

将以上除白盐或白垩以外的七味药切细，以七升水来熬取三升汤药，待水温寒热适当时用来洗身，一日多次，每次一小时左右（煮一石米的用时）。

治身体瘙痒，白如癣状的处方：

楮子三枚，猪胰一具，盐一升，矾石一两。

在一升苦酒里放上以上四味一起捣烂，用来擦拭身体，一日三次。

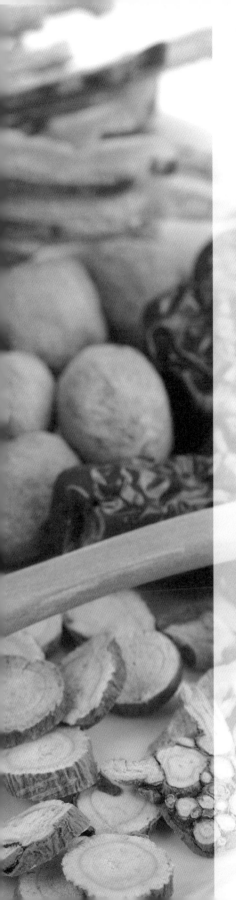

第七章

肾、膀胱、尿道
疾病

　　肾和膀胱属于人体泌尿系统，两者关系密切，相辅相成。肾脏与膀胱相合，取象于水，它的经脉是足少阴肾经，与足太阳膀胱经互为表里。俗话说："膀胱主肾。"这也能看出膀胱与肾息息相关。本章围绕肾与膀胱来介绍与这两大器官有关的疾病及养生保健知识。

肾、膀胱及胞囊脉论

肾有左右两个，重一斤一两。肾脏是阴脏，主藏真精，是封藏的根本。肾藏先天之精，是人的灵性的本源。古人有此一说：人依附天德、地气而生，天德地气上下流动、相交相融而有人诞生。精先生成而后人才能生成，而精是藏在肾里的，肾功能的外在表现是耳朵，但是肾气不仅上通于耳，还下通于阴。右肾属癸，左肾属壬，肾气循环于玄宫，向上出于耳门，可听到四面八方的声音，向下至膀胱。肾外主骨，内主膀胱。肾位于夹对脊的左右，与脐相当。肾气经于上焦，荣于中焦，卫于下焦。肾藏精，肾气的变化在五液方面表现为唾，在五气方面表现为打呵欠。

肾与膀胱相合，取象于水，它的经脉是足少阴肾经，与足太阳膀胱经互为表里。肾气从秋季开始上升，冬季最旺。冬天百虫蛰伏，万物闭藏，阳气下陷，阴气上升变为霜雪。此时阴气在表面，而阳气深藏于内，千万不能用下法，否则就会伤害脾脏。因为脾脏在五行中属土，如果脾土受到伤害，水气便会妄行，所以此时用下法便将加重病情。另外，也不能用熏法，因为熏法会使邪气逆行，引起气喘、口生烂疮、血瘀不通的病症。

俗话说："膀胱主肾。"简单说明了膀胱与肾息息相关。膀胱重九两二铢。膀胱向左回旋、上下叠积，从纵向看它宽九寸，能贮存九升九合津液（就是9.9升津液）。膀胱有两个，大小相等且对称，与二十四节气相应。膀胱的主要功能就是津液的排泄。

疾病先在膀胱发作的，脊背和筋会感觉疼痛，小便出现不畅。疾病发生五天后会累及肾，此时小腹、腰脊就会疼痛，更有其者会出现腿酸痛。若不及时治疗，拖一天就会累及小肠，此时小肠会发胀。再拖延一天会累及脾脏，此时人体全身会闭塞不通，身体疼痛感加剧。若再得不到及时治疗，两天之内不痊愈的则会出现死亡。若是疾病发生在冬天，则会死于鸡鸣的黎明拂晓；若是疾病发生在夏天，则会死于傍晚时刻。

胞囊是贮存津液和尿液的器官。肾、膀胱有病，可通过胞囊表现出来。若胞囊发涩，小便不畅，尿液发黄，则说明肾有热火内毒。若小便频繁且尿液多发白，则说明膀胱受寒气所害，由于晚上寒气易存于体内，夜尿偏多。身体有热火发需下泻，身体虚弱的要滋补，只有阴阳调和，身体才会无病无灾。

榆皮通滑泻热煎

治疗由肾热引起的阴囊潮湿、小便不畅、呈红黄色，也可治疗妇女难产。

蜂蜜、榆白皮、葵子各一升，车前子五升，滑石、通草各三两。

将除蜂蜜、滑石、车前子外的三味药切细，用水三斗煮药（除蜂蜜），取药汁七升，过滤掉渣，放上蜂蜜后再煎，取药汤三升，每次服用一升，一日三次，三次吃完一剂。

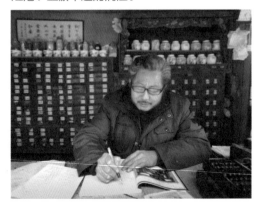

肾的功能

肾主藏精纳气，主管人体内的津液，以其阴制约心火，并通过气化作用将体内多余的水分排出体表。肾阴、肾阳在体内相互制约，相互依存，共同维持着人体的生理平衡。如果这一平衡状态被打破，人体就会发生疾病。肾精大虚时，就会出现气喘、不能平卧的现象。

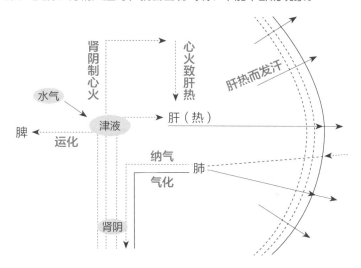

足太阳膀胱经循行路线

足太阳膀胱经的循行路线：起于目内眦（1），上额（2），交巅（3）。其支者：从巅至耳上角（4）。其直者：从巅入络脑（5），还出别下项（6），循肩膊内，挟脊（7）抵腰中（8），入循膂（9），络肾（10），属膀胱（11）。其支者：从腰中，下挟脊、贯臀（12），入腘中（13）。其支者：从膊内左右，别下贯胛，挟脊内（14），过髀枢（15），循髀外，从后廉（16）下合腘中（17）以下贯踹内（18），出外踝之后（19），循京骨（20）至小指外侧（21）。本经相联系的脏腑：膀胱、肾、心。

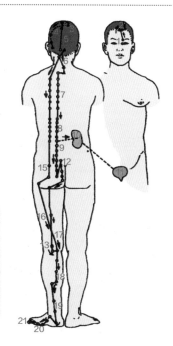

名词解释

挟脊：指挟行脊柱两旁。
膂：挟脊两旁的肌肉。
髀枢：髀骨外侧的凹陷部分，也称髀臼。
京骨：指突出的第五趾骨粗隆部，京骨穴在其下方。

腰痛方
针对病因的治疗

腰痛，是一种以腰部一侧或两侧疼痛为主要症状的病症。中医理论认为，造成腰痛的原因主要有以下五个方面：肾虚，过度用肾而伤肾所引起的腰痛；受寒，睡在地上，受地气侵袭引起的腰痛，腰痛不止的还会引起腰脊疼痛；足少阴肾经发生病变，十月时，万物阳气衰弱，进而导致腰痛；腰部突然疼痛，多是从高处坠下而伤腰引发的腰痛；风痹，风寒邪气侵害腰部也容易引起腰痛。

腰背疼痛患者应该尽早进行诊治。因为该病症大多是因肾气虚弱，或睡卧在冷湿当风之处所致，而风湿邪气特别容易侵入脚膝之中，进而引发半身不遂、冷痹肢麻、疼重的病症，或者引起下肢痉挛、腰痛、重痹。

肾著汤

主治小便自利，不渴，身体沉重，腰中像水洗过一样发冷。

甘草二两，白术、茯苓各四两，干姜三两。

将所列药物分别切细，加五升水熬煮，然后取三升，分三次服即可，腰中立即温暖。《古今录验》中名"甘草汤"。

治疗腰脊苦痛不遂等症状的处方：

准备三斗大豆，煮一斗，炒一斗，蒸一斗；用六斗酒、一口瓮，蒸豆到极热，纳入瓮中封闭瓮口，秋冬季节封藏十四日。取时可在瓮下做个孔，每次取五合，日服两三次。

骨碎补

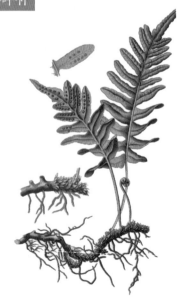

骨碎补歌诀

骨碎补温，折伤骨节，
风血积痛，最能破血。

性味与归经： 性温，味苦；归肝、肾经。
功效与主治： 补肾强骨，活血续筋。主治跌打所致的筋骨损伤、外创伤、瘀血肿痛等症，同时对肾虚引起的腿脚软弱亦有疗效。
建议用量： 10~15克。

肾、膀胱虚实方
强肾脏，养膀胱

泻肾汤

主治肾实热所致的小腹胀满、气喘急促、四肢皮肤呈黑色、耳聋等病症。

大黄（切，并在密器中用水浸泡一晚）一升，生地黄汁五两，黄芩、芒硝、茯苓各三两，菖蒲五两，磁石（碎如雀头）八两，甘草二两，细辛、玄参各四两。

将所列药物（除生地黄汁、磁石）分别切细，加入九升水熬煮除生地黄汁、大黄、芒硝之外的七味药，然后取两升半后去掉药渣；将大黄放入药汁中再熬到减去两三合时，去掉大黄，再加入生地黄汁，用微火熬一两沸后加入芒硝，分三次服即可。

除热汤

治疗膀胱实热引起的小便困难、情绪烦躁、腰痛。

蜜五合（半升），栀子仁、茯苓、知母各三两，石膏八两，生地黄、淡竹叶各一升。

将以上七味中药按剂量研细，加水七升煮后再取药汁二升，滤去渣，加蜂蜜煮至二成沸，分三次服用。有必要使病人泻下时，添加芒硝三两。

除热汤

功效与主治

栀子仁三两	茯苓三两	知母三两	石膏八两
生地黄一升	淡竹叶一升		蜜五合

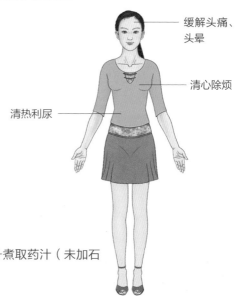

缓解头痛、头晕

清心除烦

清热利尿

煎服方法： 诸药（除石膏、蜂蜜外）研细，用水七升煮取药汁（未加石膏）两升，滤渣加蜂蜜即可，分三次服用。

服药禁忌： 阴虚者慎用；服药期间忌食刺激性食物。

现代应用： 本方可抗菌、利尿，具有杀死白色葡萄球菌的能力。

骨极、骨虚实方
告别骨质疏松症

骨极病，为中医六极病症之一，现代医学中称为骨质疏松症。这是一种与肾相关的病症，一种解释说因为肾与骨相应，骨与肾相合，冬天伤于风寒湿气，邪气侵入骨髓关节而引起骨痹，骨和关节便出现沉重酸痛及全身寒冷的症状；此时骨痹不能痊愈，又受邪气损伤，若邪气入肾，就会引起耳鸣，使四肢皮肤呈现黑色，这就是肾病的症状。肾病不愈进而容易引起骨极，出现牙齿苦痛，不能久站，屈伸麻木，手足骨节酸痛，身体麻痹等。按照中医解释，骨极多是由肾风尽伤全身骨节（在冬季的壬癸日被风邪所伤）所致。

扁鹊曾指出，骨已先死的征兆通常为骨骼枯萎，头发无光泽，因为骨与足少阴肾经相应，所以此时足少阴肾经的脉气也会呈现出衰竭状。患者应该及时诊治骨极病症，否则会出现骨节酸痛，不能伸缩，可能十天就会死去的情况。

三黄汤

主治容颜焦枯，发黑，耳鸣虚热，以及由肾热引起的骨极，症见大小便不通等。

大黄（切，用一升水单独浸泡一晚）、黄芩各三两，栀子仁十四枚，甘草一两，芒硝二两。

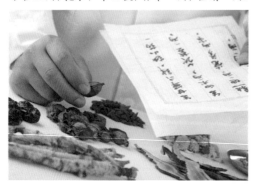

将所列药物（除芒硝外）分别切细，用四升水先熬黄芩、栀子、甘草，取一升五合，去掉药渣，然后加入大黄再熬两沸，加入芒硝，分三次服即可。

骨实患者，常受烦热折磨；骨虚患者，容易疲倦，经常出现全身酸痛不安的症状。所以说这些有关骨虚实的病症，都受到肾及膀胱的制约。倘若患者脏腑有病，从骨骼中表现出来，其与发热相对应的就为脏的病变，与发寒相对应的则是腑的病变。

主治骨实以及酸痛、烦热的处方：

葛根汁、赤蜜、生地黄汁各一升，麦门冬汁五合。

将所列药物混合后搅拌均匀，用微火熬煎三四沸，分三次服，疗效显著。

主治骨髓痛的处方：

芍药一斤，生生地黄五斤，虎骨四两。

将所列药物分别切细，加入一斗清酒浸泡三夜，取出后暴晒，再放入酒中，直到酒尽为止；然后捣筛制成散药，以酒送服方寸匙，日服三次即可见效。

主治骨髓冷痛的处方：

将一石生地黄取汁后加两斗酒相搅，熬煮两沸，温服，每日三次，具有补益骨髓的特殊功效。

主治骨节疼痛无力，虚劳冷的处方：

生地黄八斤，香豉两升。

将所列药物蒸两遍，然后晒干，制成散药，饭后用一升酒送服二方寸匙药末，一日两次。此方对于虚热病症也有很好的疗效。

骨极与肾

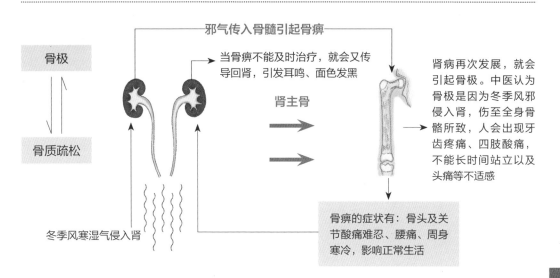

骨极

⇅

骨质疏松

邪气传入骨髓引起骨痹

当骨痹不能及时治疗，就会又传导回肾，引发耳鸣、面色发黑

肾主骨

冬季风寒湿气侵入肾

肾病再次发展，就会引起骨极。中医认为骨极是因为冬季风邪侵入肾，伤至全身骨骼所致，人会出现牙齿疼痛、四肢酸痛，不能长时间站立以及头痛等不适感

骨痹的症状有：骨头及关节酸痛难忍、腰痛、周身寒冷，影响正常生活

三黄汤

功效与主治

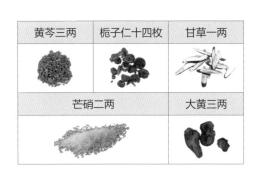

黄芩三两	栀子仁十四枚	甘草一两
芒硝二两		大黄三两

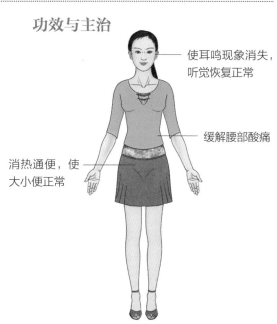

使耳鸣现象消失，听觉恢复正常

缓解腰部酸痛

消热通便，使大小便正常

煎服方法： 诸药（除芒硝外）研细，用四升水先熬甘草、栀子仁、黄芩，取一升五合后加入大黄和芒硝，分三次服即可。

服药禁忌： 孕妇慎用；服药期间忌食刺激性食物。

现代应用： 本方有解热、镇静、抗菌、消炎的作用。

三焦虚实方
调治三焦病症

三焦名三关，亦称玉海，是中清之腑。它的形状、厚薄、大小，都与膀胱相对应。虽名分三，实无其形，共同起作用，是五脏六腑来回的通道，贯穿人体全身，能听到却看不见。三焦可调理肠胃，疏通行水之道，与膀胱相合，虽相合却不相同。

三焦生病了，可见腹部肿胀发胀，小腹坚硬，小便不利或是小便急迫（有时会来不及如厕而使人尿裤子），肌肤肿胀。针灸时应取足太阳经大络，查看结脉（结，促也，是一种脉象，脉来迟缓而呈不规则间歇）和足厥阴经小络结，若针灸时出血，则说明肿胀病变已经到达胃，此时需要针刺手三里穴。

上焦似雾，上焦的气从胃上管开始，进入咽中，穿过膈散布于胸，进入腋部，离开后，沿足太阴经的支脉穿行，返回后注入手阳明经；上焦之气从手阳明经经过舌部，下行到足阳明经，与荣卫一同在阳经中周游二十五次；同理，它也在阴经中周游二十五次这就是一个周期。它一昼夜游遍全身五十次，最后在手太阴经大会合。上焦主心脏的病，气流只进入而不流出。如果体内有热，食物下胃，胃气不平，汗会在脸上冒出，或从背后流出，使体内发热。有人不解，就会问：三焦之气为什么不沿着卫气之道出来呢？这是因为在外被风邪中伤，体内腠理开张，毛发蒸而体汗出，于是卫气外泄，不沿着正常之道运行。上焦之气剽悍滑疾，只要有腠理开张的地方就会泄出，所以不能循着卫气之道运行，这叫作漏气。患这种病时会出现肘挛痛，饮食下则先吐后下，因上焦之气不相续接，膈间烦闷，所以饮食下则先吐而后下。三焦有寒就会精神不守，便痢不止，说不出声。如果三焦实，会上绝于心；如果虚，就会引气入肺。

泽泻汤

治疗漏气病，症见体内热火蓄积、胃气不调、食欲不振、脸背出虚汗。

泽泻、半夏、柴胡、生姜各三两，地骨皮五两，石膏八两，莔心一升，茯苓、人参各二两，甘草、桂心各一两。

将以上药材（除石膏）切细，配水两斗煮沸，取药汁六升，分五次服用。

麦门冬理中汤

治疗腹胀不想吃饭，饮食后呕吐、腹泻，胳膊痛。

麦门冬、生芦根、竹茹、廪米各一升，甘草、茯苓各二两，陈皮、人参、菱蕤各三两，生姜四两，白术五两，莔心五合。

将以上药材（除廪米）切细，配水一斗五升煮，取汤药三升，一日三次，每次服用一升。

黄芪理中汤

治疗上焦虚弱，症见长吁短叹、说不出声。

黄芪、桂心各二两，桔梗、干姜、五味子、茯苓、甘草、川芎各三两，丹参、杏仁各四两。

将以上药材切细，加水九升煮，取三升作药用，每次一升，三次服完。

三焦之争

三焦是中医学中的一个重要概念，但是对三焦的概念，临床上至今仍有许多争论。实际上，中医学中所说的脏腑并不是现代解剖学中的脏器概念，而是指一组运动系统。关于三焦概念的争论还没有结论，但并不影响我们利用它来指导临床实践。

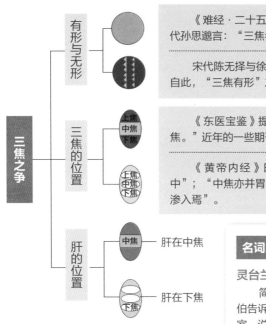

三焦之争

有形与无形

《难经·二十五难》曰："心主与三焦为表里，俱有名而无形。"唐代孙思邈言："三焦者，有名无形……可闻不可见。"

宋代陈无择与徐遁认为："三焦者，有脂膜如手大……有形可见。"自此，"三焦有形"之说转居上风。

三焦的位置

上焦 中焦 下焦

《东医宝鉴》提出："头至心为上焦，心至脐为中焦，脐至足为下焦。"近年的一些期刊文献及中医教材也沿用此观点。

上焦 中焦 下焦

《黄帝内经》曰："上焦出于胃上口，并咽以上，贯膈而布胸中"；"中焦亦并胃中，出上焦之后"；"下焦者，别回肠，注于膀胱而渗入焉"。

肝的位置

中焦 — 肝在中焦

下焦 — 肝在下焦

> **名词解释**
>
> **灵台兰室**
>
> 简称"灵兰"，是对君子住所的雅称。黄帝说要把岐伯告诉自己的这些理论选个好日子记载下来，珍藏于灵台兰室，说明了对这件事情的重视。

肾、膀胱、尿道疾病

柴胡

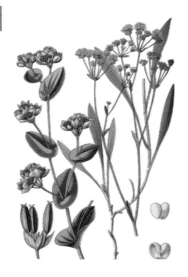

> **柴胡歌诀**
>
> 柴胡味苦，能泻肝火，
> 寒热往来，疟疾均可。

性味与归经： 性微寒，味苦、辛；归肝、胆经。

功效与主治： 解表退热，疏肝解郁，升举阳气。本品擅长解表退热，主治外感发热等症；同时对肝气郁滞引起的情志抑郁亦有疗效。

建议用量： 3~9克。

中焦似浸在胃中，主导阳明经，阳明经又叫丰隆经。其气从上焦之气后面的胃中部起始。中焦之气，主要作用是分化、吸收饮食之物，使营养与杂质分离，蒸化津液，气化为精微之液。中焦之气在人体中的作用很重要，上流入肺脉中，形成用来滋养全身的血液。中焦之气也被称为自我营养之气，在外踝上八寸的地方开始连向足太阴经，结络各种经脉；上下与胃结为络，主要是消化食物，保证食物在体内的正常运行，使人更好地吸收。中焦实就会生火热，此时就会出现上下焦隔断阻绝、闭塞不通的症状；中焦虚会生寒，此时会出现腹痛、洞泄、

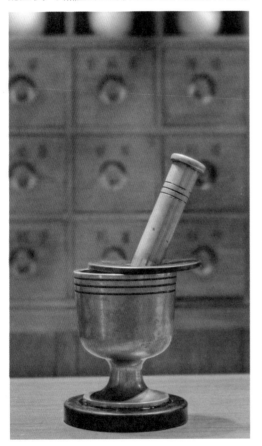

便痢、霍乱等症。中焦的病多与胃有关，症状不同，性质一样。人有阴阳之气，只有同时具备，人才能生存，脱阳会死亡，同理，脱阴亦会死亡。如果中焦虚就补胃，中焦实就泻脾，只要调理好中焦，就会万无一失。

黄连丸

治疗上焦湿冷，症见腹内咕噜不宁、饮食后易下泻。

桂心二两，榉皮、川芎、黄柏各三两，干姜、附子、阿胶各四两，黄连、乌梅肉各八两。

将上述诸药（除阿胶外）切细研末，加蜜和烊化的阿胶制成蜜丸（如梧桐子大），第一次服用二十丸，此后加至三十丸。

大黄泻热汤

治中焦郁热不通，症见各个关格阻断，腹部饱胀，吐泻不得，喘气急促。

黄芩、泽泻、升麻、芒硝各三两，羚羊角、栀子仁各四两，生玄参八两。

将上述诸药（除芒硝外）切细，加上用水一升浸泡的生地黄汁，再加水七升合熬汁，取两升三合后再放蜀大黄煮，两沸，过滤去渣后加上芒硝，分三次服。

蓝青丸

治疗由中焦燥热、脾胃气虚引起的腹中微痛、大便中夹带食物残渣与脓血、脉细无力、困倦乏力的水谷痢。

黄连八两，黄柏四两，乌梅肉、白术、地榆、地肤子各二两，阿胶五两。

将上述诸药（除阿胶外）切细研成粉末，调配三升蓝青汁，加入烊化的阿胶，用小火翻煎至九成熟后，搓成似杏仁大的药丸即可，每次三丸，一日两次。

手少阳三焦经循行路线

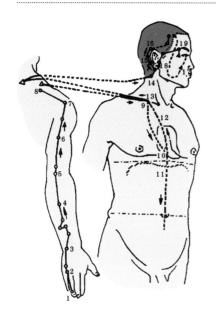

手少阳三焦经的循行路线: 起于小指、次指之端(1)，上出两指之间（2），循手表腕（3），出臂外两骨之间（4），上贯肘（5），循臑外（6），上肩（7），而交出足少阳之后(8)，入缺盆（9)，布膻中，散络心包（10），下膈，遍属三焦（11)。其支者: 从膻中（12）上出缺盆（13)，上项（14)，系耳后，直上（15）出耳上角（16)，以屈下颊至䪼（17)。其支者: 从耳后入耳中，出走耳前，过客主人前，交颊（18)，至目锐眦（19)。本经联系的脏腑: 三焦、心包、肺。

名词解释

客主人
　　即上关穴之异名。

大黄泻热汤

泽泻三两	升麻三两	芒硝三两	羚羊角四两
栀子仁四两	生玄参八两		黄芩三两

功效与主治

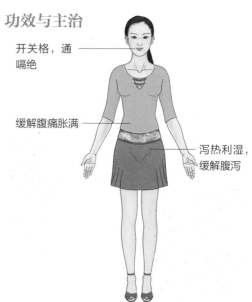

开关格，通嗝绝

缓解腹痛胀满

泻热利湿，缓解腹泻

煎服方法: 诸药（除芒硝外）研细，先放除芒硝外的药，再合煎，分三次服。

服药禁忌: 脾胃虚寒者慎用；服药期间忌食刺激性食物。

现代应用: 本方具有抗炎、镇静及抗惊厥的作用，同时还能解热、缓解肠痉挛。

肾劳方
补益肾脏虚损

肾劳，属于中医五劳病症之一，是因劳损伤肾所致的病证。症状通常为小腹满急、遗精、白浊、阴囊湿痒、腰痛、小便不利或有余沥等。人应该顺应四时之气，肾也应该顺应冬季时令之气，否则就会使足少阴肾经不能伏藏，而使肾气沉浊。顺应则生存，逆反则亡；顺应则人体和谐，逆反就会使人体平衡打乱。

小建中汤

主治大病后还未恢复时四肢沉重，骨肉酸痛，或气息缓弱而少气，心中虚弱惊悸，咽干唇燥，全身血色少；或饮食无味，不能行房事，悲忧戚惨，多卧少起，五脏气竭，动则气喘虚乏或小腹拘挛引急，腰背强直疼痛等积劳虚损的病症。

胶饴一升，甘草一两，大枣十二枚，芍药六两，桂心、生姜各三两。

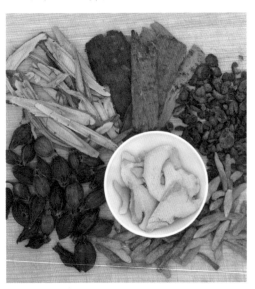

将所列药物（除胶饴外）分别切细，加九升水熬煮成三升汤药后，除药渣，加入胶饴拌匀。每次服一升，日服三次，间隔三日再做一剂，做成丸、散药也可服用。

肾沥散

主治肾气虚损、发渴、小便次数频、腰膝疼痛等症。

熟生地黄、肉桂、当归、龙骨、鸡肚腔、远志、人参、黄芪、桑螵蛸、泽泻、白茯苓各一两，甘草、五味子、玄参各半两，麦冬、川芎各二两，磁石三两。

将以上味药碾成粉末后，捣筛成药散，每服用羊肾一个，切去脂膜，先用500毫升水煮肾至300毫升，去水上浮脂及肾，次入药五钱，生姜半分，煎至五分，去滓，空腹温服，晚饭前再服。

栀子汤

主治肾劳热所致小腹胀满、阴囊生疮、阴茎疼痛、小便赤黄或小便结束时有余沥、频数而少等病症。

榆白皮、生地黄、淡竹叶（切）各一升，石韦、栀子仁、芍药、通草各三两，子芩四两，石膏五两，滑石八两。

将所列药物（除石膏、滑石外）分别切细，用一斗水来熬煮，取三升汤药后除药渣，每次一升，分三次服。

足少阴肾经循行路线

足少阴肾经的循行路线：起于小指之下，邪走足心（1），出于然谷之下（2），循内踝之后（3），别入跟中（4），以上踹内（5），出内廉（6），上股内后廉（7），贯脊属肾（8），络膀胱（9），其直者：从肾（10），上贯肝、膈（11），入肺中（12），循喉咙（13），挟舌本（14），其支者：从肺出，络心，注胸中（15）。本经脉联系的脏腑：肾、膀胱、肝、肺、心。

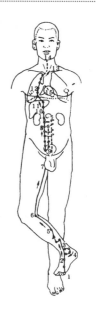

名词解释

邪走：邪通斜，斜向走。

脾、肝、肾三脏关系

人体五脏是一个相互联系、不可分割的整体，它们各司其职，共同维持着机体的活动。图中所示为脾、肝、肾三脏之间的关系。

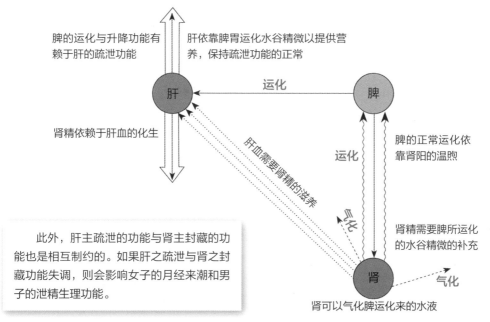

脾的运化与升降功能有赖于肝的疏泄功能

肝依靠脾胃运化水谷精微以提供营养，保持疏泄功能的正常

运化

肾精依赖于肝血的化生

肝血需要肾精的滋养

运化

脾的正常运化依靠肾阳的温煦

气化

肾精需要脾所运化的水谷精微的补充

此外，肝主疏泄的功能与肾主封藏的功能也是相互制约的。如果肝之疏泄与肾之封藏功能失调，则会影响女子的月经来潮和男子的泄精生理功能。

气化

肾可以气化脾运化来的水液

精极方
补肾益气，强身健体

精极，属于中医六极病症之一，是指脏腑精气衰竭等病症。通常患者会出现皮肤不润泽、眼睛黯然无光、瘦弱无力、头晕耳鸣、毛发脱落、腰痛遗精等症状，这些症状都与人体五脏六腑有关。倘若五脏六腑功能衰弱，患病时则很容易达到最严重的程度，阳邪会损害五脏，阴邪则损伤六腑。阳实，可以将病邪从阴引到阳；阴虚，则能够把病邪从阳引到阴。如果阴病，则病邪向下，下则虚，虚则寒，身体沉重，发生肾水病，症见耳聋、行走歪歪倒倒；邪气入内，行到五脏便引发咳嗽，咳嗽则鼻涕唾液，面肿气逆。若是阳病，则病邪向上走高处，高则实，实则热，而使眼睛看不清楚，牙齿焦枯，头发脱落，腹中胀满，周身骨节不定点地疼痛，疼痛时宜用泻法来治其内。医治因生病而肌肉骤减者，可以用调理其气的办法温补，精不足者用五味食物温补比较有效。诊治精极病症者，应待病邪在肌肤筋脉中时就先着手治疗。如果病邪发展到六腑时再诊治，就比较困难了。倘若邪气已至五脏，那表示已经到半死的地步，十分危险。

扁鹊曾指出，五脏之气枯竭后是没法救治的。脏气断绝很容易引起目系眩晕，而目之精已被夺，这是神志先死的征兆，患者通常不过一天半就会死亡。要诊治精极，需要医务人员深入钻研，以左来治右，以右来治左，从表治里，这样才有可能治愈。

枣仁汤

对于梦中泄精，阳痿无力，大虚劳，气血枯竭，心中惊悸等病症多有疗效。

枣仁两合，半夏一升，芍药、泽泻、桂心各一两，黄芪、白龙骨、牡蛎、甘草、茯苓、人参各二两，生姜二斤。

将所列药物分别切细，加九升水，熬煮四升汤药，每次七合，日服三次。

竹叶黄芩汤

主治形体衰弱、疼痛，精极实热，全身虚热，眼睛看不清楚，牙齿焦枯，头发脱落等病症。

竹叶（切）两升，麦门冬二两，生姜六两，芍药四两，茯苓、黄芩各三两，生地黄（切）一升，甘草、大黄各二两。

将所列药物切细后加九升水，熬煮三升汤药，除药渣，分三次服即可。

禁精汤

主治精失，身体羸瘦，气短，视物模糊不明，不想听到人声，肌肉酸痛等病症。

粳米一合，韭子两升。

将以上两味药放入铜器中，炒到粳米变成黄黑色时，趁热注入一斗好酒，绞取七升汁，一次一升，一日三次，如此服用，两剂后即可痊愈。

面诊图

面部色泽、斑点等的变化都是五脏六腑健康状况的外在表现。通过观察自己面部不同部位的变化，可以把握自身的健康状况，做到对疾病早发现、早治疗。

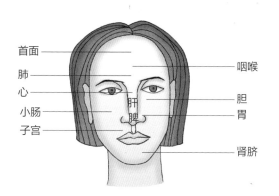

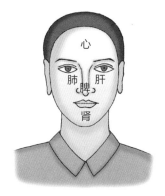

竹叶黄芩汤

功效与主治

生姜六两	芍药四两	茯苓三两
黄芩三两	生地黄一升	甘草二两
大黄二两	竹叶两升	麦门冬二两

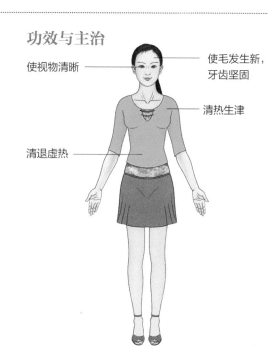

使视物清晰

使毛发生新，牙齿坚固

清热生津

清退虚热

煎服方法：将所列药物切细后，加九升水，熬煮三升汤药，除药渣，分三次服即可。

服药禁忌：孕妇忌用；服药期间忌食刺激性食物。

现代应用：本方能增强机体抗病能力，有一定的镇静、抗菌作用。

消渴、淋闭方
小便异常的调治方

酒性酷热，贮存时间越久越醇香。但人在狂饮三大杯之后，就会慢慢失去自制力，开始没有限度地大吃大喝，对于菜肴不择咸淡，不去细细咀嚼，而是狼吞虎咽。长时间这样，会使人的三焦骤然生热，五脏干燥，出现"干渴"却小便频繁，这就是我们俗称的"消渴病"。此病的病因在于患者，治愈亦在于患者。患者如果能依照可行的方法节制调养，谨遵不酗酒，不频繁地进行性生活，少吃咸食和面食，懂得好好慎养自己，即使不服用灵丹妙药，十五天或是三十天也可能痊愈。要是一意孤行，仍坚持不良嗜好，治好的希望将很渺茫。

那么消渴病究竟是怎样的一种病？它对人体健康有哪些危害呢？

患消渴病，人体大骨节间容易发生痈疽。不论消渴症治愈与否，这种痈疽都会在患者身上出现，若发展为大的痈疽，则可能使病情恶化。平时应多注意，加强预防，切戒大痈。

心气太旺的人，夏天天热就总口渴，需多饮水。心气旺，出汗多，就会导致肾中虚弱，致口渴而小便少。冬天不出汗，小便多而次数频繁，易得肾石症。消渴病患者只小便而不饮水的，肾实就会有不渴而小便下利的症状，服石药后的小便下利就是其一。石药的石性归于肾，肾得石会实，实则消水浆，就会出现下利，下利多了就损害五脏，五脏衰弱就易生百病。坚症是热结于中焦；溺血症是热结于下焦后出现的淋闭不通；体内有热的患者就多发渴，除去热后就不渴了。对渴而虚的患者，须除热补

虚才可。

补肾汤

治疗肾消，见手脚细瘦、小便失禁、便色如血且次数多。

麦门冬、生地黄各八两，干姜四两，蒺藜子、续断、桂心各二两，甘草一两。

以上七味药分别切细，以一斗水熬取两升五合做药，一天分三次服用。

枸杞汤

枸杞枝叶一斤，瓜蒌根、石膏、黄连、甘草各三两。

以上四味药（除石膏）分别切细，用一斗水熬取三升汤药，分五次一天服用完，白天三次，夜间两次。病情严重的患者，可多制药，多服用。

止渴利方

治疗下焦虚热殃及脾胃虚寒，肺有炎症，见痰多、气喘。

大枣三十枚，小麦、地骨皮各一升，竹叶（切）三升，麦门冬、茯苓各四两，甘草三两，生姜、瓜蒌根各五两。

以上九味药分别切细，先用三斗水熬小麦，取一斗，去掉麦渣后澄清，取八升，再漂去表面的白沫，取七升熬煮其他的药，最后取三升汤药，每次一升，三次服完。

喝酒暖身不可取

许多人在冬天有喝酒暖身的习惯。从实际效果来看，喝酒确实能迅速使身体暖和起来，但是，喝酒暖身并不是以增加身体热量为前提，反而会增加身体的散热，导致风邪乘虚而入。

频繁饮酒容易造成酒精性脂肪肝，特别是老年人饮酒后极易诱发心脑血管疾病，所以，饮酒暖身的方法并不可取。

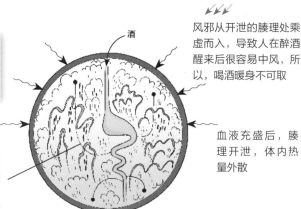

酒

风邪从开泄的腠理处乘虚而入，导致人在醉酒醒来后很容易中风，所以，喝酒暖身不可取

血液充盛后，腠理开泄，体内热量外散

酒气性烈，入胃后随卫气到达皮肤，充溢络脉，进而使卫气满盛，经脉中的血液也随之充盛，所以饮酒可以迅速暖身。但方法不可取

补肾汤

功效与主治

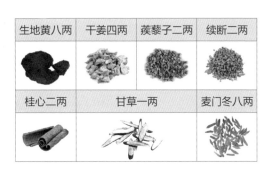

生地黄八两	干姜四两	蒺藜子二两	续断二两
桂心二两	甘草一两		麦门冬八两

续筋壮骨，增强体质，强健四肢

补肾益精，使小便恢复正常

煎服方法： 诸药研细，以一斗水来熬取两升五合，一天分三次服完。

服药禁忌： 内热者慎用；服药期间忌食刺激性食物。

现代应用： 本方具有消炎、抗菌、镇痛的作用，同时还能缓解皮肤疮疡。

水肿方
水肿病的概述

水肿病是难治的，病愈后更要注意节制饮食。由于水肿病者往往贪吃，不好控制饮食，因此想治愈这种病很难。水肿病在百脉之中气与水俱实，医生多采取下泄的方子来治疗。

水肿病患者刚开始出现症状时，两眼上会肿起如老蚕色的胞，并且夹着颈动脉跳动，特别明显；大腿内侧隐隐有冷意，脖子、脚踝及小腿部会出现浮肿，用手按压有凹陷，可听到腹内转侧有声音。如果发病初期不及时治疗，人不久就会全身发肿。肚腹肿胀时，用手一按，凹陷处就立即复原，这就是由于虚损而导致的水肿了。此时较易治愈。

水肿病患者四肢孱弱，腹部胀大，腹部坚硬得像石头，只要稍稍劳动，足部小腿胫就会浮肿。即使吃少量食物，也会出现气不畅、大喘气，治疗更需谨慎，不能猛然服用下药，这样只会使患者更加疲惫却与治病无益。若想减轻症状，应消化体内淤积的食物，通畅小便，祛除风湿，可按照下面的方子配药，长期服用。

大豆散

治疗水肿，小便不利，饮酒过度后出现虚热，又受风或喝凉水引起的腹胀，阴部酸胀。

甘遂一两，芒硝、吴茱萸、芫花各二两，当陆四两。

将以上五味药研成粉末，加蜜制成如梧桐子大的蜜丸口服，一日三次，每次服用三丸，用汤水送服。也可以用吴茱萸一两，加麝香、猪苓各一两，大黄、莞花各二两，配成另一个方子治疗以上病症。

徐王煮散

治疗水肿，以通利小便。

人参、丹参、防己、羌活、牛膝、牛角、升麻、防风、秦艽、谷皮、紫菀、杏仁、生姜屑、附子、石斛各三两，桑白皮六两，白术、泽泻、茯苓、猪苓、黄连、郁李仁、陈皮各一两。

将以上二十三味药拣择捣筛，制成粗散药，再用一升五合水熬制成三方寸匙散药，一日两次，每次服用一升汤药。

茯苓丸

治疗水肿。

茯苓、白术、椒目各四分，木防己、葶苈子、泽泻各五分，甘遂十一分，赤小豆、前胡、芫花、桂心各二分，芒硝七分（单独研为末）。

将以上十二味药研成粉末，加蜜制成如梧桐子大的蜜丸，一日一次，每次服用五丸，用蜜汤送服。此后可据病情酌量增加。

过度劳累会引起水肿病

过度劳累会使肾受到损伤，造成肾阴不调，如果再遇外界风寒等邪气来袭，就会使体内汗不得出而形成水肿病，如下图所示。

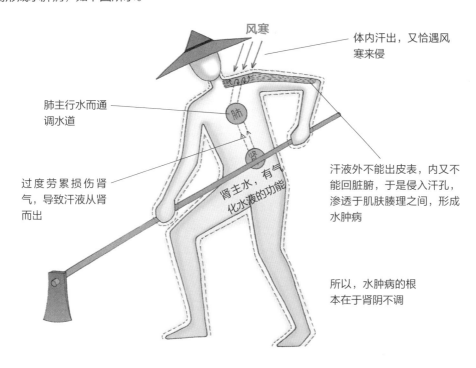

风寒

体内汗出，又恰遇风寒来侵

肺主行水而通调水道

过度劳累损伤肾气，导致汗液从肾而出

肾主水，有气化水液的功能

汗液外不能出皮表，内又不能回脏腑，于是侵入汗孔，渗透于肌肤腠理之间，形成水肿病

所以，水肿病的根本在于肾阴不调

大豆散

本方具有通利小便、消除水肿的作用，适宜治疗饮酒过度后又受凉风侵袭所致的腹胀。

煎服方法： 诸药研末，加蜜制成蜜丸，一日三次，每次服用三丸，用汤水送服。

服药禁忌： 孕妇忌用；服药期间忌食刺激性食物。

现代应用： 本方有提高机体免疫力的作用。

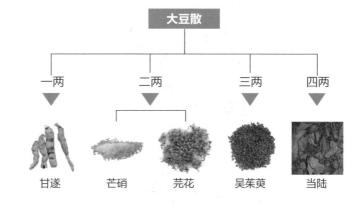

大豆散			
一两	二两	三两	四两
甘遂	芒硝　芫花	吴茱萸	当陆

杂补方
健康长寿的秘密

人类的长寿之祖彭祖说，麋角能使人身体强壮不衰老，多行房事人的肝肾却不因劳而受损，体力依然旺盛、气色容颜不因岁月流逝而衰老。但麋角并不是容易得到的长寿补品。本篇介绍一些能够替代麋角的长寿方。

秃鸡散

滋阴保肾，强身健体。

蛇床子、菟丝子、远志、防风、巴戟天、五味子、杜仲、肉苁蓉各二两。

将以上八味药材治后过筛，一日两次，每次服一方寸匙，用酒送服。此药应常服、不间断。

天雄散

治疗五劳七伤，阳痿早泄、不勃起，遗尿，易忘事，身体过早衰老。

天雄、五味子、远志各一两，肉苁蓉十分，蛇床子、菟丝子各六两。

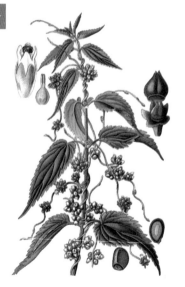

菟丝子

将以上六味药材治后过筛，一日三次，每次用酒送服一方寸匙。

遗精阳痿方

治疗阴下湿痒生疮，阳痿遗精。

肉苁蓉、牡蒙、柏子仁、菟丝子、蛇床子各二两。

将以上五味药材治后过筛，一日二次，每次用酒送服用一方寸匙。

润泽方

治疗男子遗精，阴囊潮湿，小便频繁且尿不尽，阳气衰微，腰背疼痛，虚乏无力。

巴戟天、菟丝子、杜仲、桑螵蛸、石斛各一分。

将以上五味药材治后过筛，一日一次，每次用酒送服一方寸匙。

滋补方

治疗五劳七伤，身体乏力，无心做事。

雄蚕蛾十枚，菟丝子、牛膝、薯蓣、远志、巴戟天、天雄、蛇床子各二分，石斛、五味子、肉苁蓉各三分。

将以上十一味药材治后过筛，一日三次，每次用酒送服一方寸匙。

杜仲散

可补虚益气、滋阴补肾，治疗男子瘦弱气短、腰痛乏力、性欲低下。

菟丝子十分，肉苁蓉、远志各八分，巴戟天七分，杜仲、蛇床子、五味子、生地黄各六分，木防己五分。

将以上九味药材治后过筛，一日三次，每次用酒送服一方寸匙。

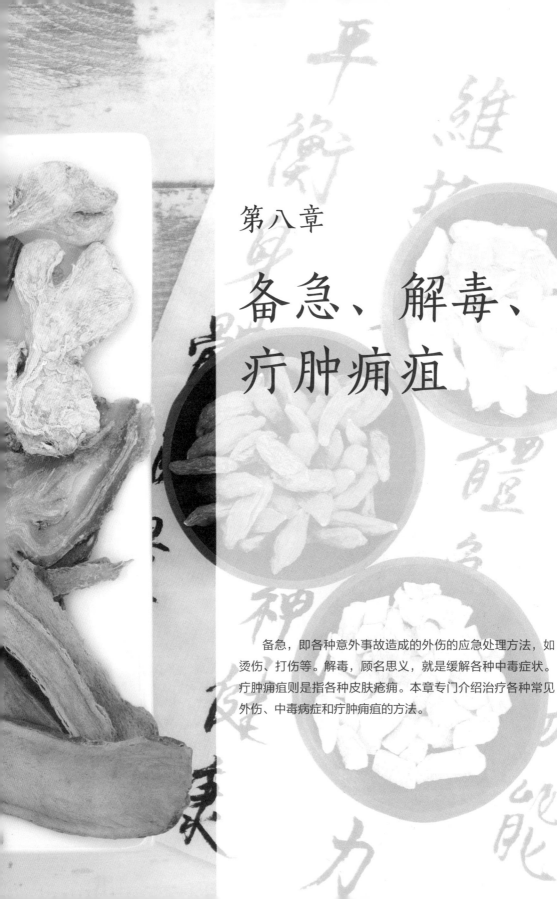

第八章

备急、解毒、疗肿痈疽

备急，即各种意外事故造成的外伤的应急处理方法，如烫伤、打伤等。解毒，顾名思义，就是缓解各种中毒症状。疗肿痈疽则是指各种皮肤疮痈。本章专门介绍治疗各种常见外伤、中毒病症和疗肿痈疽的方法。

跌打急救方
跌打损伤的常用药方

治从高处坠下伤损后淤血积聚的处方：

把五升洁净的泥土，蒸到出现有水向下流的程度，再用几层旧布裹住热土，熨贴在患处，不能太热，否则会烫伤肌肤，冷后就换，直到疼痛清除。

土治被打后腹中有淤血的处方：

蒲黄一升，当归二两，桂心二两。

将以上三味中药碾成散药，夜间一次，白天三次，每次用酒送服方寸匙。

主治有淤血，且胸中气塞、气短的处方：

杏仁五十枚，甘草一两，茯苓二两。

将以上三味中药一起切细，加水两升煎取汤药九合，分成两次服用。

治被殴打而腹中淤血、腹满烦闷的处方：

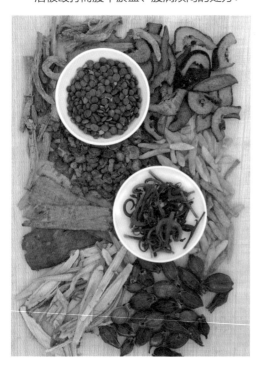

将一升豉用三升水烧开三沸，除去药渣，分成两次服用，如果不愈，可再服一剂。也可将麻子与豉制成汤药。如果还不好，可一直服用，直到痊愈为止。

黄芪散

主治腕折。

黄芪、芍药各三两，附子、当归、生地黄、续断、干姜、桂心、通草各二两，大黄一两，蜀椒一合，乌头半两。

将以上十二味中药制成散药，饭前用酒送服五分匙，每日三次。

当归散

主治跌打损伤，扭脚。

当归、附子、桂心、蜀椒各二分，甘草五分，泽兰一分，川芎六分。

将以上七味中药一起翻炒，直到能闻到香气，然后捣筛制成散药，每次用酒送服方寸匙，每日三次。

蒲黄散

主治腕折淤血。

蒲黄一升，当归二两。

将以上两味中药碾成散药，饭前用酒送服方寸匙，一日三次。

桃仁汤

主治坠落损伤而淤血积聚。

桃仁五十枚，芒硝三两，当归、桂心、甘草各二两，大黄四两，虻虫、水蛭各二十枚。

将以上除芒硝外的七味中药切细，用八升水熬取三升汤药，绞去药渣，每次在寒温适当时服用一升，每日服三次。

当归散

功效与主治

当归二分	附子二分	桂心二分	蜀椒二分
甘草五分	泽兰一分	川芎六分	

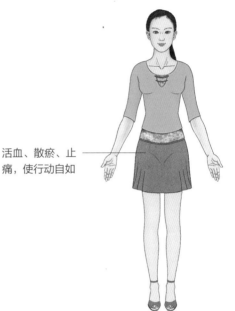

活血、散瘀、止痛，使行动自如

煎服方法： 诸药翻炒至闻到香气，然后捣筛制成散药，每次用酒送服方寸匙，每日三次。

服药禁忌： 大便溏稀者慎用；服药期间忌食刺激性食物。

现代应用： 本方能有效对抗血栓形成，亦可缓解各种外伤。

泽兰

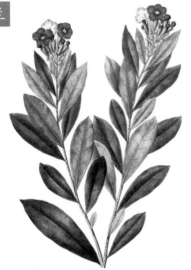

泽兰歌诀

泽兰甘苦，痈肿能消，
跌扑损伤，肢体虚浮。

性味与归经： 性微温，味苦、辛；归肝、脾经。

功效与主治： 活血调经，利水消肿。主要用于治疗女性痛经、闭经以及产后瘀滞腹痛之症。

建议用量： 10～15克。

火疮急救方
烧伤后的紧急处理

如果被火烧伤，一定不能用冷水来冲洗，因为火疮遇冷水后会使热气更深地转入骨中，从而导致筋骨受损而难以痊愈。

主治被火烧后昏厥的处方：

白蔹、黄芩各五两，栀子仁四十枚。

将以上三味中药切细，加五升水、一升油一起熬到水汽消失，除去药渣，冷却后用来淋疮。两天后，就可任意用其他膏药来敷。

治金疮出血不止的处方：

当归二两，蒲黄一斤。

将以上两味中药碾成粉末，每次用酒送服方寸匙，一日两次。

治因金疮而内塞的处方：

黄芪、白芷、干姜、当归、芍药、黄芩、续断各二两，附子半两，鹿茸三两，细辛一两。

将以上十味中药治择捣筛碾成粉末，饭前用酒送服五分匙，每日三次，可增加到方寸匙。

主治因金疮而导致的腹中瘀血的处方：

葱白二十根，大麻子三升。

将以上两味中药分别捣烂，加水九升熬取汤药一升半，一次服完。如果瘀血未排尽，可再服一剂，就会吐出脓血。

地黄膏

主治金疮、火疮、灸疮不能痊愈。

生地黄汁一升，薰陆香、松脂、杏仁、蜡各二两，羊脂五合，乌麻油两升，石盐一两。

先以微火将蜡融化，加入融化好的羊脂，接着加入乌麻油和融化好的松脂，然后加入杏仁、薰陆香、生地黄汁和石盐，以微火熬到生地黄汁水汽尽，除去药渣，使之冷凝即可。白天敷三次，夜间敷两次。在此期间，禁止食用猪肉、鸡肉和鱼肉。

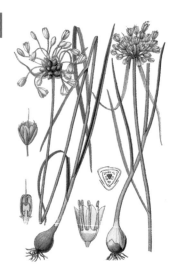

葱

葱白歌诀

葱白辛温，发表出汗，
伤寒头痛，痈肿皆散。

性味与归经： 性温，味辛。归肺、胃经。
功效与主治： 发汗解表，通阳散寒。主治风寒感冒所致的恶寒、头痛、咳嗽、流涕等，同时还能使阳气上下顺接、通畅。
建议用量： 3~9克。

狐臭漏腋方
清除各种奇异体味

腋下散气，臭如野狐，俗称"狐臭"。本病好发于腋窝，多见于青年男女，尤以女性为多见。本病多因湿热内郁或遗传所致。腋下潮湿如汗，俗称漏液。天生的狐臭很难治疗；被人传染的狐臭很容易治疗。如果想要彻底地根治，就要不间断地醋敷矾石散三年，同时还要进服五香丸，才可痊愈。凡是有狐臭的应忌吃油菜以及辛辣，否则狐臭很难根治。

治疗狐臭方

辛夷、藁本、细辛、杜衡、川芎各两分。

将以上五味中药分别切细，放入酒中浸泡一夜，次日煎取药汁，临睡之时敷在腋下，狐臭味全部消除后才可停敷。

石灰散

主治狐臭。

石灰一升，薰陆香、青木香、沉香、丁香各二两，陈皮、阳起石各三两，矾石四两。

将以上八味中药治后过筛，用绢袋装好，夹在腋下即可除去狐臭。

六物敷方

主治漏腋，腋下湿臭，生疮腋下以及足心、手掌、下阴、大腿内侧经常汗湿发臭。

干枸杞根、干蔷薇根、甘草各半两，商陆根、胡粉、滑石各一两。

将以上中药治后过筛，用酒调和均匀，涂抹患处，当微汗渗水再涂，涂完三遍便可痊愈。

六物敷方

本方能缓解腋下出汗、有臭味，对腋下生疮及手掌、大腿内侧等部位的发臭亦有疗效。

煎服方法：诸药治后过筛，用酒调和均匀，涂抹在患处，当微汗渗水再涂，涂完三遍便可痊愈。

服药禁忌：皮肤有外伤者慎用。

现代应用：本方能润泽肌肤，抑制汗液分泌。

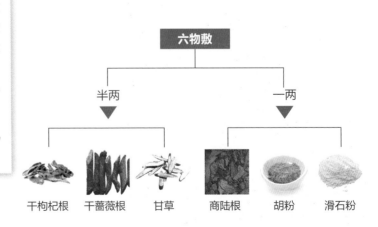

六物敷

半两 — 干枸杞根　干蔷薇根　甘草

一两 — 商陆根　胡粉　滑石粉

解毒方
误食中毒的急救方

治由于水土不服或者误食而导致的中毒。这里记述的是神农氏以及黄帝解毒的药方和方法。

饮食中毒

饮服黄龙汤、马尿以及犀角汁，可根治各种饮食中毒。

取苦参三两切细，用酒两升半煮取药汁一升，顿服，可治疗饮食中毒。

取小豆一升烧成末，服三方寸匙，可治疗吃六畜肉中毒。

喝人乳汁，可治疗吃牛肉、马肉中毒。

如果吃了自死的六畜肉而中毒，用水送服

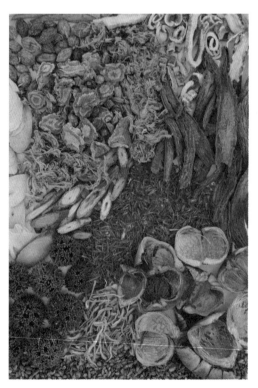

黄柏末一方寸匙，稍隔一会儿再服一次，效果会更佳。

每顿服用猪油一斤，可以治疗吃动物肝脏中毒。

把猪骨烧后研磨成粉末，用水送服一方寸匙，一日三次，可治疗吃野菜、马肝、马肉以及各种干肉中毒。

煮陈皮取汁，完全冷却后饮下，治疗吃鱼中毒。

甘草、贝齿、胡粉各取等份，治后过筛，用水调和进服一方寸匙，治疗吃各种蔬菜中毒。

五石中毒

这里记录下那些药方用以治疗已服过石药的人，但目前五石的药方大都不复存在，因它们能危害生命。

钟乳石配白术和瓜蒌根，虽然可以主治肺引发的疾病，但是白术搭配钟乳石后，会导致气短胸塞、头痛、目痛。如果一开始服药就觉得体内有些异常，且与上面所述的病症相符，便立即服用葱白豉汤。

葱白半斤，豉两升，甘草、人参各三两。

将以上四味草药分别切细，先加一斗五升水煮葱白熬汤八升，再放入余药煮取药汁三升，分成三次服用。如果服用葱白豉汤而毒不能解的话，可再服甘草汤。

甘草三两，葱白半斤，桂心二两，豉两升。

将以上四味草药分别切细，先加一斗五升水煮葱白熬汤八升，再放入余药煮取药汁三升，分三次服用。

葱白豉汤

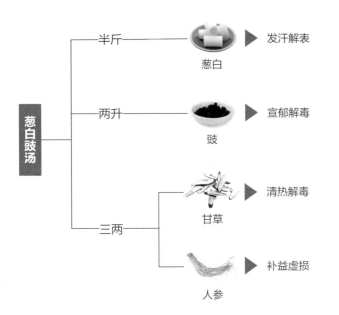

半斤 —— 葱白 —— ▶ 发汗解表

两升 —— 豉 —— ▶ 宣郁解毒

三两 —— 甘草 —— ▶ 清热解毒

人参 —— ▶ 补益虚损

葱白豉汤

功效主治： 本方具有解毒的功效，对药物中毒引起的胸闷气短、头晕眼痛具有缓解作用。

煎服方法： 诸药研细，先加水煮葱白，再放入余药煮取药汁三升，分成三次服用。

服药禁忌： 服药时忌食刺激性食物。

现代应用： 本方能抗休克，促进人体新陈代谢，调节免疫系统功能。

解除药毒的民间验方

中毒类型	解毒验方	中毒类型	解毒验方
雄黄毒	煮防己汤	大戟毒	煎煮菖蒲，服药汤
矾石毒	煮大豆汁或煎白鹅膏	半夏毒	服生姜汁及煮干姜汁
金银毒	煮葱汁口服	踯躅毒	内服栀子汁
铁粉毒	内服磁石粉	藜芦毒	服雄黄或煮葱汁或温汤
防葵毒	服葵根汁解百药毒，或甘草、荠苨，大、小豆汁	野葛毒	服鸡蛋清、葛根汁、甘草汁、鸭头热血或猪油
石药毒	内服人参汁	乌头、天雄、附子毒	服大豆汁、远志、防风、枣肉
桔梗毒	煮大米粥内服	莨菪毒	荠苨、甘草、犀角、蟹汁等均可
杏仁毒	内服蓝子汁	巴豆毒	煮黄连汁或大豆汁或生藿汁
甘遂毒	口服大豆汁	鸡蛋毒	可内服醇醋
芫花毒	服防己、防风、甘草、桂汁	斑蝥、元青毒	服猪油或大豆汁

疔肿、痈肿方
疗效好的消肿解毒方

生物类是秉承天地之气形成的，需要进行摄护才能生息。若是节制调养的功能失调，百病就会在人身上滋生。阴阳之气，遵循季节的变化，一年四季交替，疾病也会随之兴起变化。在交替时节，阴阳之气会互相搏击，此时可能会引发各种暴虐之气。虽然这种暴虐之气每个月都会有，但是交替之际的暴虐对人损害最大。遇到忽然的大风、大雾、大寒、大热，如果不及时回避，这种邪气就会侵入人的四肢，损伤皮肤，流注入经脉，于是使腠理壅塞，营卫之气瘀结阻滞，阴阳之气不能宣泄，就发展成痈疽、疔毒、恶疮等诸多发肿之处。如果等到疔肿完全发作才去求处方，患者恐怕已经死亡了。所以，善于养生的人，须及早识别了解治疗疔肿的方法。

凡是治疗疔肿，都刺疔肿的中心直到疼痛，又刺疮的四边十余下直到出血，去除血后敷药，使药气能够进入到针孔中为好。如果药不能到达疮里，治疗起来就不得力。另外，患者的肿处常常生在口中、颊边、舌上，看起来赤黑如珠子，剧痛得钻心，这是秋冬寒毒长期瘀结在皮肤中变化而成的。如果不立即治疗，其寒毒之根日夜生长，流入全身经脉通道，如箭射入身体中，使人不能动弹。如果不注意忌口味、房事，很快就会死亡。经过五六天不痊愈，眼中如同见到火光一样感到耀眼，心神昏乱，口中发干，郁闷烦乱的，就会死亡。

疔肿的种类很多，有麻子疔、石疔、雄疔、雌疔、火疔、烂疔、三十六疔（又称黑疱），蛇眼疔、盐肤疔、水洗疔。这里提到的十种疔疮，发展初期，人一般会感觉先痒后痛、先寒后热，热稳定后就会得寒。多数患者可能出现四肢无力、全身沉重、心闷头痛、睡觉不宁易做噩梦，视力模糊，似老人般老眼昏花。呕吐是其严重的表现，出现这种症状就很难治愈。麻子疔的患者会感觉浑身痒，从头痒到尾。要是疮早日治愈，对于以上所要求的禁忌事项要谨记，千万不要触犯。脊背强直，疮极痛不堪忍受，是犯了禁忌后的表现。此外，还有浮沤疔、牛拘疔这两种疮，文中没有特别提及，是由于其病症较轻，寒热症状与大多数疔疮相同。

治疗肿病，害怕看见麻勃的处方：

胡麻、烛烬、针沙各等份。

将以上三味药材研成粉末，配上醋调和均匀，涂敷在疮处。

治一切疔肿的处方：

取苍耳根茎苗子烧成灰，把醋和淘米水混合，将灰放进去搅拌调成如泥的沉淀物，涂敷疮肿处，干后立即再换涂。

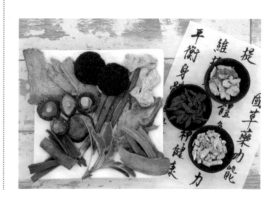

疗肿、痈疽的发病与分类

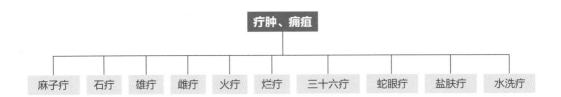

```
              疗肿、痈疽
   ┌────┬────┬────┬────┬────┬────┬──────┬──────┬──────┬──────┐
 麻子疗  石疗  雄疗  雌疗  火疗  烂疗  三十六疗  蛇眼疗  盐肤疗  水洗疗
```

以上十种常见疗疮，最初的症状均为先痒后疼、先寒后热，患者多数会出现四肢无力，浑身疼痛，以及呕吐的现象，此时应尽早治疗，注意饮食，避免夫妻同房。

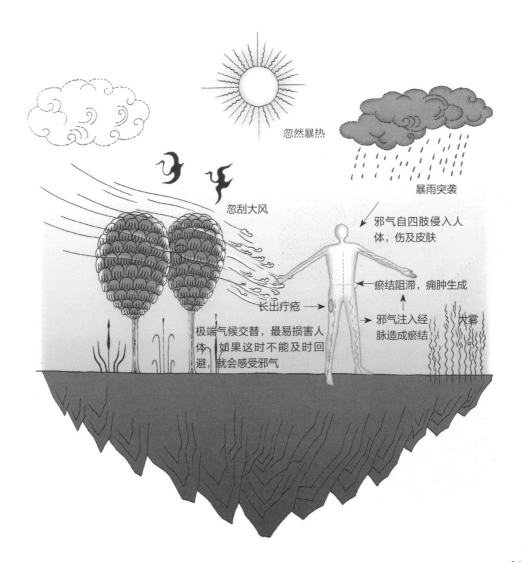

忽然暴热

暴雨突袭

忽刮大风

邪气自四肢侵入人体，伤及皮肤

瘀结阻滞，痈肿生成

长出疗疮

邪气注入经脉造成瘀结

大雾

极端气候交替，最易损害人体，如果这时不能及时回避，就会感受邪气

痛疽刚发作时的轻微证候：有长似小疖的，也有白脓如米粒大的，疼痛程度不同，有严重与轻微之分。由于表现不明显，需要我们仔细观察，时时关注自己的身体异常，警惕病症发作，一经确诊就要尽早治疗，迅速服药并且忌口，及早除去痛毒。治疗疗疮时，可以先用针刺疮的中心，深入疮根，再刺四周，刺出血，用刀刮取一些外用药来涂在疮上。病情较轻的，外用一日两次，疮根就会烂，之后迅速痊愈。

各种痛类，无论形状大小，只要在刚发觉时、病还未正式形成之前，即刻取手掌大的一片阿胶放在温水中浸泡软化；然后在痛的当头处开一个钱孔大的孔，把大小相当的阿胶片贴在痛疮肿处，不久就会被吸干。若没有脓的，疮就马上停止生长，并且结痂。若已生脓的，脓则会自行流出。若没有流脓，则可用锋针在疮孔上刺破放脓。直到疮痛治愈后，方可洗去已经粘在脓疮上的阿胶片。

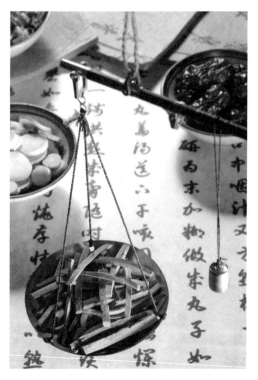

黄芪竹叶汤

治痛疽发于背部。

大枣三十枚，黄芪、甘草、麦门冬、黄芩、芍药各三两，当归、人参、石膏、川芎、半夏各二两，生姜五两，生地黄八两，淡竹叶一握。

将以上除石膏外的药材分别切细，用一斗二升水先煮竹叶，取一斗，去渣后加入其他药，一起熬取三升汤药。一日四次，白天三次，夜间一次，每次间隔一餐饭的时间。

八味黄芪散

黄芪、川芎、大黄、黄连、芍药、莽草、黄芩、栀子仁各等份。

将以上药材拣择捣筛后制成散药，选用鸡蛋清调和成泥，涂抹在旧帛布上，按照肿的大小来敷，吸干了再换。若是疮开口的，涂在疮上，只需开一个小孔来透气。

五香汤

主治热毒气突然肿痛成核，头痛，恶寒发热，气急。

青木香、藿香、沉香、丁香、薰陆香各一两。

将以上五味药材分别切细，用五升水来熬取两升汤药，一日三次，一天服完一剂药。把药渣抹在肿处，治疗效果更好。

藜芦膏

治疗肿有尖头并呈赤色的头疮和经年的浅疮。

藜芦二分，黄连、矾石、雄黄、松脂、黄芩各八分。

将以上六味药材研细，用两升二合猪脂熬到药融化，搅拌调均匀后敷在肿处。

认识皮肤表面的痈肿

背部痈

痈刚发作时，有粟粒样白头，之后红肿范围逐渐扩大，呈蜂窝状，周围组织有红肿硬结，患处疼痛剧烈。

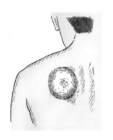

十字切口

痈刚开始发作时，可以采用新鲜草药或金黄膏外敷，在脓肿形成或坏死未脱落时，可作"＋""＋＋"形切开引流。

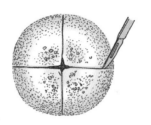

痈的切面

患者体温在 38 ～ 39℃，严重者可能会出现高热、寒战、头痛、头晕等症状，以致最后形成全身性感染。

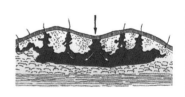

八味黄芪散

功效与主治

川芎等份	大黄等份	黄连等份	芍药等份
莽草等份	黄芩等份	栀子仁等份	黄芪等份

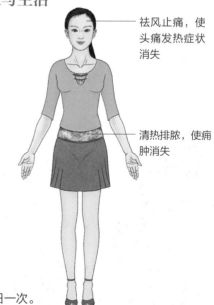

祛风止痛，使头痛发热症状消失

清热排脓，使痈肿消失

煎服方法： 诸药制散，用鸡蛋清调和成泥，涂在疮上。每日一次。

服药禁忌： 用药期间忌食刺激性食物。

现代应用： 本方能杀菌、消炎、止痛，能有效治疗多种皮肤病。

丹毒方
上火的内服与外用药

丹毒又叫天火，是肌肉中忽然生长出来的像手掌那样大、颜色红如丹涂的、可能引发人全身发痒的肿块。有的血丹，肌肉中会有突起的肿块，并且疼痛瘙痒，虚肿得呈现吹气状，发作为隐疹。鸡冠丹，因肿块像鸡冠肌理的红色突起，又被叫作茱萸丹，大如连钱，小似麻豆粒。水丹常长在人的大腿及阴部，患者出现周身发热，遇到水湿相搏，便郁结成为丹毒，呈明晃晃的黄赤色，皮肤中像有水一样。以下介绍一些治疗丹毒的药方。

升麻膏

治疗各种毒肿。

栀子仁四十枚，升麻、白薇、漏芦、连翘、芒硝、黄芩各二两，蛇衔、枳实各三两，接骨木四两。

将以上十味药材轻微地捣碎，先用三升水浸泡半天，再用五升猪膏来熬到水汽出尽时，过滤掉药渣熬成膏药，用来涂敷疮肿处，一日三次，要趁热敷用。

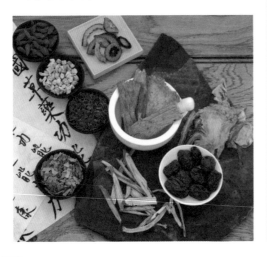

升麻拓汤

治疗丹毒、丹疹、赤毒肿。

栀子仁二十枚，升麻、漏芦、芒硝、黄芩各三两，接骨木五两。

将以上除芒硝外的药分别研细，用一斗水浸泡片刻，然后熬取七升汤药，待其冷后，用旧帛布染汁后拓涂在各种丹毒上。

治疗各种丹毒的处方：

把芸苔菜捣得熟烂，厚厚地敷于患处，肿处不久就会消散。

治疗红色流肿丹毒的处方：

捣碎大麻子若干，用水调和均匀后敷抹在患处。

治疗小儿丹毒的处方：

捣碎一握马齿苋后轧压成汁，取汁饮下，将渣敷在患处。

治疗小儿五色丹的处方：

捣碎蒴叶涂敷在患处。

治疗小儿赤丹的处方：

取芸苔叶压成汁后，服三合，将渣敷在患处上。也可以将芸苔研磨为末，用鸡蛋清调匀，涂患处。

治疗小儿火丹，丹毒赤色如朱，进入皮肤的处方：

将豉研磨成末，用醋调和均匀后涂敷在患处。

治疗小儿天灶火丹，病发作于大腿骨间，由热邪流注引发的小儿阴部赤肿出血的处方：

鲫鱼肉（锉）五合，赤小豆末五合。

将以上两味药材捣碎后，用少量水调和均匀，涂抹于患处。

升麻拓汤

功效与主治

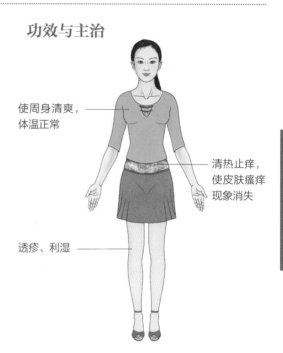

升麻三两	漏芦三两	芒硝三两
黄芩三两	接骨木五两	栀子二十枚

使周身清爽，体温正常

清热止痒，使皮肤瘙痒现象消失

透疹、利湿

煎服方法： 诸药（除芒硝外）研细，用一斗水浸泡片刻，然后熬取七升汤药，待其冷后涂抹外用。

服药禁忌： 用药期间忌食刺激性食物。

现代应用： 本方有较强的抗菌、杀菌、消炎和解热作用，外用对皮肤病的疗效甚佳。

接骨木

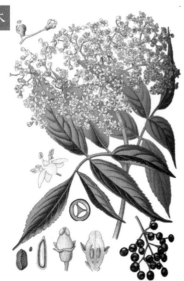

接骨木歌诀

接骨木平，味甘无毒，
活血止痛，利湿祛风。

性味与归经： 性平，味甘、苦；归肝经。

功效与主治： 活血止血，祛风利湿。主治痛风、风疹、风湿痹痛、外伤出血以及骨折等症。现代医学研究认为，本品还能治疗急、慢性肾炎。

建议用量： 15～30克。

发背方
背部痈肿的调理

凡疮发在背部的，都是服食丹药、五石、寒食更生散所引起的，但原因各种各样，有的只服用过钟乳，有的平时不服药却自发作于背部，这大多是由于上代人服用引发疾病的药遗传给了下代。发背，大多发生在背部两肩肿之间，发病之初似粟米那样大，可能疼痛，可能发痒，呈赤红色，等到发现疮日渐长大时，十天内人就可能死亡。得了这种病，要注意禁忌，不要吃面食、饮酒、食五辛等。

若服用石药就必须辛苦劳作，使四体充分运动、充满力量，若非如此，很有可能会发作为痈肿。这样的人要克服自己的惰性，脱离安逸和太过温暖，让自己多受寒冻，这种辛劳与求苦，是为了避免痈肿并延长寿命。

发背者，在脚背有肿处，肿头白得像黍粟，四周连接，肿处呈赤黑，人心烦意闷。要是不采取针灸治疗，病很快就会侵入内脏，致人死亡。要针灸，需要在疮上灸七百到八百壮。

内补散

治疗背部痈疽，溃破脓烂。

当归、桂心各二两，人参、川芎、厚朴、防风、甘草、白芷、桔梗各一两。

将以上九味药材拣择捣筛后制成药散，一日五次，白天三次，夜间两次，每次用酒送服一方寸匕。《外台秘要》中亦有类似方子，只是不用防风、甘草、白芷三味。

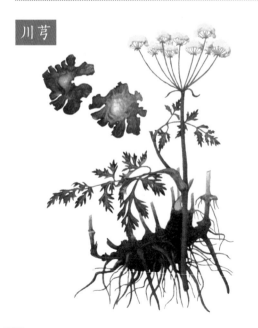

川芎

性味与归经： 性温，味辛；归心、肝、胆经。
功效与主治： 活血行气，祛风止痛。主治血瘀气滞所引起的各种疼痛之症，如头痛、风湿痹痛等。
建议用量： 3~9g。

隐疹方
赶走隐疹的常见药方

风邪侵入肌肤会使肌肤虚弱，真气涣散。被寒邪侵害的皮肤，因腠理毛孔刚张开，邪气任意穿行，会使皮肤发痒。风疹的瘙痒、赤疹的烦痒、白疹的躁痒，都是这一原因引起的。赤疹患者，会感觉有蚊虫叮咬，挠后会愈发严重，甚至起疙瘩，并且这种感觉会令人心情郁闷、烦躁。患白疹的也有同样感觉。赤疹往往会在患者心烦体热时发作，天冷人凉即止。而白疹恰恰相反，会在阴天潮湿时发作。熬矾石汁擦拭患处，可治疗白疹，熬蒴藋混合上少量酒洗浴身体，熬石南汁和用水熬枳实汁擦拭患处，可治疗赤疹，用治丹毒的方法可治疗被称为风屎或风尸的隐疹。

大豆汤

治疗风瘙隐疹。

取三升大豆，加六升酒熬至四五沸，一日三次，每次服一盏。

治疗隐疹痒痛的处方：

大黄、升麻、黄柏、当归、防风、芍药、黄芩、青木香、甘草各二两，枫香五两，芒硝一两，生地黄汁一升。

将以上前十味药材分别切细，与生地黄汁一起用一斗水熬取三升半，过滤掉渣，加入芒硝烊化。用帛浸染药汁后涂在患处，约一顿饭工夫，每天换涂四五次。

风邪、阳气与隐疹

只有阳气致密于外，才能使阴气固守于内，阴阳调和才能抵挡住风邪的侵入，防止隐疹发作。

当神清气静的时候，肌肤腠理致密，即使有邪气，也很难侵入

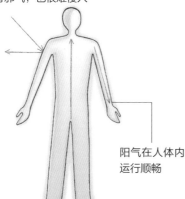

阳气在人体内运行顺畅

阳气开阖失常，或阳气不足，邪气很容易侵入人体

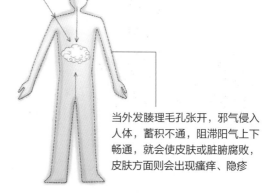

当外发腠理毛孔张开，邪气侵入人体，蓄积不通，阻滞阳气上下畅通，就会使皮肤或脏腑腐败，皮肤方面则会出现瘙痒、隐疹

瘭疽方
消肿解毒有妙方

瘭疽，是生长在肌肉中的点子，病根深到肌肉里，有根而不浮肿，痛时与心相应，来得突然，一般似豆粒大小，严重的能像梅子、李子一样大，小时如黍粟，有的呈红色或呈黑色，有的呈青色或呈白色，症状不确定，时间久了四周便都肿，白色疱疮发展成紫黑色，能够使筋骨烂坏。发病之初指头先发作成黑色疱疮，此后会出现红肿黑黯，剧痛揪心；要是毒气扩散发作，就会沿着经脉进入脏腑，致人死亡。南方人戏称之为"拓着毒"。要是疱疮出现在肉多且厚的地方，可用刀把它割去，也可用烧好的烙铁把患处烙焦成黑炭，也可针灸患处一百壮，或饮用葵根汁、蓝青汁、犀角汁、升麻汁、竹沥黄龙汤等药方来治疗，通过除去热邪使病痊愈。这种病由于多发生在十根指头上，与代指有相似之处，医生如果不明确两者的本质区别，出现误诊，则容易耽误最佳治愈时机，病就会沿着经脉进入脏腑，致人死亡。

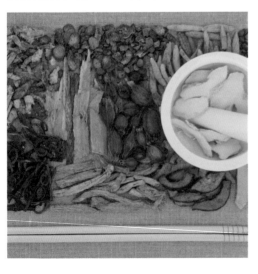

治瘭疽

射干、甘草、枳实、生地黄、升麻、黄芩各二两，犀角六分，前胡三分，大黄、麝香各二分。

将以上十味药材分别切细，用九升水来熬前八味药，取三升，加入大黄，第一次沸后去掉药渣，加入两分麝香，分成二次服用。《外台秘要》中的此方子中无黄芩《千金翼方》中此方无黄芩，另外添加上了麻黄、白薇、枳实、升麻、松叶。

苦瓠散

治疗浸淫疮。

蛇蜕皮、蜂房各半两，苦瓠一两，梁上尘一合，大豆半合。

将以上五味药材分别拣选、捣碎、过筛后制成散药粉，加入少量水做成粥状调匀后，将其涂在干净的纸上，把纸贴于患处，一日三次。《古今录验》中也介绍此方，只是方子中不用大豆。

治手足皴裂疼痛的处方：

川芎三分，蜀椒两分，白芷、防风、盐各一两。

将以上五味药材分别切细，用四升水熬浓汁来涂患处；也可配上猪脂将五味药煎好，涂抹于患处。

治疗恶露疮的处方：

捣碎薤白，将其涂敷在疮口上，同时用艾灸法点燃大艾炷在药上灸，使热气进入体内，脓毒排出，病可愈。

治疗反花疮、积年诸疮、长期不愈的各类肿、恶疮、漏疮的处方：

取牛蒡根捣碎，混合腊月里的猪脂，调好后涂敷在疮上，封住使病扩展的源头。

治瘭疽

功效与主治

枳实二两	生地黄二两	升麻二两	黄芩二两
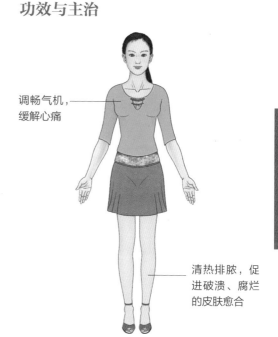			
犀角六分	前胡三分	大黄二两	麝香二分
射干二两		甘草二两	

调畅气机，缓解心痛

清热排脓，促进破溃、腐烂的皮肤愈合

备急、解毒、疗肿痈疽

煎服方法： 用九升水熬除大黄和麝香的药，取三升，后加入大黄和麝香，分成三次服用。

服药禁忌： 孕妇忌用；服药期间忌食刺激性食物。

现代应用： 本方能抑菌、消炎、增强机体免疫力。

蚤休

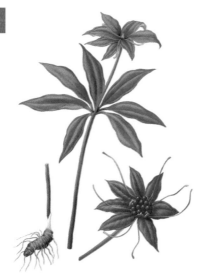

蚤休歌诀

蚤休微寒，清热解毒，
痈疽蛇伤，息风定惊。

性味与归经： 性寒，味苦、辛；归心、肺经。

功效与主治： 清热解毒，平肝息风，止咳平喘。主治各种痈肿、疔疮，外用还可治疗毒蛇咬伤，另对小儿惊风、抽搐有疗效。

建议用量： 3～6克。

含章 ∥❤
新实用

美 食 菜 谱 / 中 医 理 疗
阅读图文之美 / 优享健康生活